点"浆"台
——浆细胞疑难病例精粹

主　编　路　瑾
副主编　李　剑　景红梅
　　　　刘爱军

U0218705

中国协和医科大学出版社
北　京

图书在版编目（CIP）数据

点"浆"台：浆细胞疑难病例精粹 / 路瑾主编. —北京：中国协和医科大学出版社，2020.12

ISBN 978-7-5679-1554-1

Ⅰ. ①点… Ⅱ. ①路… Ⅲ. ①浆细胞－血液病－诊疗 Ⅳ. ①R552

中国版本图书馆CIP数据核字（2020）第128135号

点"浆"台——浆细胞疑难病例精粹

主　　编：路　瑾
责任编辑：戴小欢

出版发行：中国协和医科大学出版社
　　　　　（北京市东城区东单三条9号　邮编100730　电话010-65260431）
网　　址：www.pumcp.com
经　　销：新华书店总店北京发行所
印　　刷：北京玺诚印务有限公司

开　　本：889×1194　　　1/32
印　　张：7.25
字　　数：142千字
版　　次：2020年12月第1版
印　　次：2020年12月第1次印刷
定　　价：78.00元

ISBN 978-7-5679-1554-1

编委名单

主　编　路　瑾

副主编　李　剑　景红梅　刘爱军

编　委　（以姓氏笔画为序）

内容简介

血液病治疗专业性非常强，进展非常快，对从业人员的知识更新要求非常高，尤其是浆细胞疾病，存在很多诊断上的疑难点，在某些疾病的治疗上也存在一些误区。虽然目前已经在各基层医院普及血液专科，但对疑难病、少见情况基层医生依然缺乏认知。

北京大学血液病研究所是全国最大的血液病治疗中心、国家血液系统疾病临床医学研究中心，属于全国一流的重点学科，尤其是该所的各种疑难病例数量位居全国前位，除北京大学血液病研究所之外，北京协和医院、北京大学第三医院、首都医科大学附属北京朝阳医院、中国人民解放军总医院等也都是全国知名的浆细胞疾病诊疗中心，每年慕名前往这些医院就诊的患者，尤其是疑难疾病的患者数目众多，因此对这种病例集的市场需求很大。

本书由北京医师协会血液专科分会会长路瑾教授担任主编，摘录了30例疑难浆细胞疾病病例的诊断与治疗。本书注重诊治的具体过程，对具体的血液病诊疗方法、疑难病例的分析思路以及浆细胞疾病合并症的诊治经验进行了详细的阐述，并提出了具体的指导意见。

走进神秘的浆细胞疾病世界
——写在《点"浆"台》的前面

　　随着中国老龄化社会进程不断加快，浆细胞疾病的发生率也在逐渐升高。来自国家医疗保障机构2012—2016年的数据显示，浆细胞疾病在中国的发病率为1.15/100000，中位发病年龄为59岁，低于欧美国家。在过去的十余年里，随着对浆细胞生物学特性以及微环境的不断深入了解，治疗骨髓瘤的新药不断涌现，患者的生存状况也得到不断改善，随之而来的鉴别诊断、药物治疗的副作用等问题也变得越来越突出。

　　例如多发性骨髓瘤容易混淆误诊的疾病有哪些，少见的临床表现有什么？巨大的髓外浆细胞瘤需要按骨髓瘤治疗吗？伴有红细胞增多症的单克隆免疫球蛋白血症？伴有皮疹的单克隆免疫球蛋白血症？淋巴瘤的众多类型中有哪些是常合并单克隆免疫球蛋白血症，合并的又是哪些类型的单克隆免疫球蛋白？合并其他肿瘤的多发性骨髓瘤如何进行治疗等。

　　我们由此可以看到，在浆细胞疾病的诊疗领域还存在诸多的疑问，这些疑问随着多发性骨髓瘤在中国发病率的逐渐升高、血清蛋白电泳以免疫固定电泳开展频次的逐渐增多而不断增多。尤其是近年来，新的疾病名称不断出现，例如有肾脏意义的单克隆免疫球蛋白增多症、TEMPI综合征等，更进一步延展了浆细胞疾病的领域。

借于此因，国家血液病临床医学研究中心组织了北京市的专家以及南阳中心医院专家，将近期临床中收治的疑难浆细胞疾病病例汇集成册，为临床相关罕见浆细胞疾病的诊疗助力、为临床规范化诊疗护航。

2020年9月

目　录

1 探寻低钠、发热的元凶

——硼替佐米不良反应所致?

文/陶中飞　刘爱军

病例介绍:

患者男性,50岁,主诉:骨痛、泡沫尿2个月,间断发热35天。

患者于2018年4月下旬无明显诱因下出现腰部及双侧肋骨疼痛,持续性,夜间加重;自觉尿中泡沫增多,伴乏力。就诊于当地医院。既往体健,个人史、家族史无特殊。

血常规:白细胞计数(WBC)12×10^9/L,血红蛋白(Hb)98 g/L,血小板计数(PLT)126×10^9/L,红细胞平均体积(MCV)、红细胞平均血红蛋白量(MCH)、红细胞平均血红蛋白浓度(MCHC)正常。生化检查:血钙3.36mmol/L,肌酐482μmol/L,尿素氮32.2mmol/L,白蛋白(ALB)31.0g/L,球蛋白69.9g/L,乳酸脱氢酶376U/L。β_2-微球蛋白:22.51mg/L,C反应蛋白(CRP):1.4mg/L,红细胞沉降率(ESR):118mm/h。血清免疫固定电泳(IFE):免疫球蛋白G(IgG)λ轻链(+);尿IFE:λ轻链(+)。尿24小时λ轻链定量:0.363g。血清免疫球蛋白(Ig)定量:IgG 61.2g/L,免疫球蛋白M(IgM)0.11g/L,免疫球蛋白A(IgA)0.28g/L,κ轻链1.38g/L,λ轻链34.7g/L。24小时尿总蛋白定量:1.02g。血清游离轻链:Fκ 9mg/L,Fλ 579.3mg/L,Fκ/Fλ 0.02。骨髓穿刺:增生极度活跃,原始浆细胞占50.4%,幼

浆细胞占31.2%，粒系细胞占12.4%，红系细胞占2%，成熟红细胞钱串样排列。外周血涂片：浆细胞占4%。骨髓流式细胞学检查：CD38$^+$细胞占50%，CD5（−）、CD22（−）、CD20（−）、CD4（−）、CD8（−）、CD3（−）、CD19（−）。骨髓活检：异常浆细胞增多，占40%～50%。免疫组化：CD38（＋），CD138（＋），κ轻链（−），λ轻链（＋），CD56（＋），CD20（−），多发性骨髓瘤癌基因1（MUM-1）（＋）。荧光原位杂交（FISH）：p53缺失（−），1q21扩增（−），RB1基因缺失（−），IGH基因缺失或易位（−）。胸椎磁共振成像（MRI）：C7～L1多发骨质破坏；T7、T11、T12、L1压缩性骨折。

诊断：多发性骨髓瘤IgG-λ型，Durie-Salmon（DS）分期ⅢB期，国际分期（ISS）分期Ⅱ期。

治疗经过：患者于2018年5月1日行PAD方案（硼替佐米、脂质体阿霉素、地塞米松）诱导治疗。化疗第4天出现发热，最高体温（T$_{max}$）38.5℃，降钙素原（PCT）0.372ng/ml，1,3-β-D葡聚糖检测（简称G试验）140.65pg/ml（↑），半乳甘露聚糖试验（简称GM试验）0.564（↑），结核感染T细胞斑点试验（TB-SPOT）阴性。胸部计算机体层成像（CT）：双肺下叶胸膜下轻微炎症，双侧少量胸腔积液（图1-1）。予哌拉西林钠他唑巴坦钠、伏立康唑抗感染治疗，体温峰值下降（T$_{max}$ 37.6℃），1周后恢复正常。化疗期间出现2度中性粒细胞计数减少，3度血小板计数减少。

2018年5月22日行VD方案（硼替佐米、地塞米松）诱导治疗。化疗第4天出现发热，T$_{max}$ 39℃，伴咳嗽、咳痰。

考虑存在肺炎，先后使用比阿培南、替考拉宁、伏立康唑抗感染，体温一度下降。6月5日再度升高至39℃，波动于38～

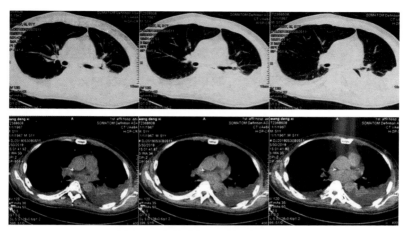

图 1-1　患者胸部 CT（5 月 28 日）
双下肺感染，双侧胸腔积液，左下肺膨胀不全

40℃，退热药物及冰毯退热效果不佳。ESR 6mm/h，CRP 0.24mg/dl；血培养（需氧菌、厌氧菌）（-）；导管头培养（-）；PCT 0.16ng/ml，G 试验：＜10pg/ml，GM 试验：0.4；TB-SPOT（-）；变应原总 IgE 2.2kU/L（＜60）；自身抗体谱：抗 SSA/Ro60 抗体（+），余阴性。巨细胞病毒 DNA 定量检测（CMV-DNA）：6.88×10e³cps/ml；EB 病毒 DNA 定量检测（EBV-DNA）阴性；支原体、衣原体抗体 IgM 阴性；乙型肝炎病毒抗体检测：抗 -HBs（+）、Anti-HBc（+），余阴性；丙肝抗体（-），人类免疫缺陷病毒（HIV）（-），梅毒螺旋体抗体（-）；肿瘤标志物无异常。

　　考虑目前发热为感染后机化性肺炎（图 1-2），予注射用甲泼尼龙琥珀酸钠 40mg/d 连续治疗半个月，减停后体温恢复正常。6 月 28 日双肺炎症较前明显吸收，左侧胸腔积液基本吸收（图 1-3）。复查骨髓穿刺：增生活跃，幼浆细胞占 1.5%，血清蛋白电泳（SPE）：M 蛋白 8g/L，血 IFE：IgG-L。血 Ig 定量：IgG

13g/L，IgM 0.388g/L，IgA 0.139g/L，κ轻链1.48g/L，λ轻链7.64g/L。尿轻链定量检测：(−)。评估疗效为部分缓解（PR）。

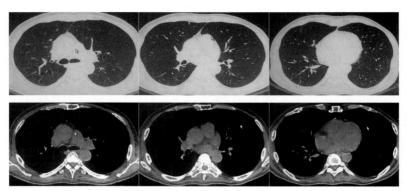

图1-2　患者胸部CT（6月8日）
左肺下叶炎症，双肺索条影考虑慢性炎症，胸膜局限性增厚

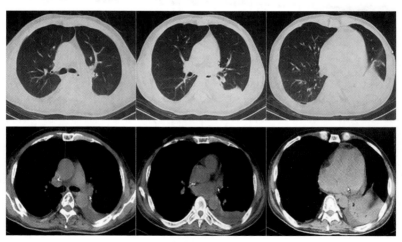

图1-3　患者胸部CT（6月28日）
双肺下叶少量炎症，较前明显吸收，左侧胸腔积液基本吸收

6月29日行第3周期VD方案（硼替佐米、地塞米松）诱导治疗。硼替佐米用药第3天再次出现高热，T_{max}：39.6℃。多次检测PCT（－）、G试验（－）、GM试验（－）、TB-SPOT（－）、血培养（－）。胸部CT未见高密度片状阴影（图1-4）。EBV-DNA：$5.96 \times 10e^2$ IU/ml，CMV-DNA：$< 5 \times 10e^2$ cps/ml，T细胞亚群：$CD3^+$ 245/μl，$CD16^+$、$CD56^+$ 191/μl，$CD3^+$、$CD4^+$ 185/μl，$CD19^+$ 17/μl，$CD3^+$、$CD8^+$ 61/μl。给予更昔洛韦抗病毒，同时予头孢西丁、左氧氟沙星、哌拉西林钠他唑巴坦钠、美罗培南、万古霉素、氟康唑抗感染，体温无改善。考虑发热不除外硼替佐米导致的免疫反应，予注射用甲泼尼龙琥珀酸钠 0.5g/d冲击治疗5天后，减量维持在40mg/d，仍持续高热。

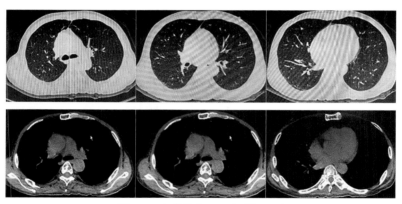

图1-4　患者胸部CT（7月1日）
双肺未见高密度片状阴影

患者7月2日出现低钠血症，最低至111μmol/L，同时伴恶心、呕吐、神志淡漠，持续时间大约48小时。尿钠475mmol/24h（正常为40～220mmol/24h）；皮质醇：上午8点63.3μg/dl（正常为4.3～22.4μg/dl）、下午4点22.4μg/dl（正常为3.09～16.66

µg/dl），半夜12点20.5µg/dl（正常为3.09 ～ 16.66 µg/dl）；甲状腺功能（7月5日）：总三碘甲状腺原氨酸（TT$_3$）0.23ng/ml，总甲状腺素（TT$_4$）4.6µg/dl，游离三碘甲状原氨酸（FT$_3$）0.89pg/ml，游离甲状腺素（FT$_4$）1.02ng/dl，超敏促甲状腺激素（sTSH）正常。血浆渗透压：最低224mOsm。经过限制入液量、补钠、口服托伐普坦等治疗后，7月19日血钠恢复正常（图1-5）。

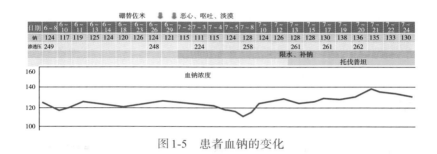

图1-5　患者血钠的变化

血钠恢复后，患者体温降至38.5℃左右，仍未恢复正常。继续注射甲泼尼龙琥珀酸钠及应用中药退热治疗，患者于8月2日体温降至37.5℃以下出院。

问题1　顽固性低钠血症的原因是什么？

本例患者在第3个疗程第2针硼替佐米后出现低渗性低钠血症，尿钠排出增多，排除了肾上腺皮质功能不全、甲状腺功能减低等原因，经过限制入液量后，低钠血症有所改善。根据2007年抗利尿激素分泌失调综合征（syndrome of inappropriate anti-diuretic hormone secretion，SIADH）诊断标准可诊断为SIADH

（图1-6）。抗利尿激素（antidiuretic hormone，ADH）由下丘脑视上核和室旁核神经细胞分泌，当血浆渗透压＞280mmol/L时，经下丘脑－垂体束到达神经垂体后叶释放出来；结合到远曲小管、集合管主细胞的ADH-V2受体，提高了远曲小管和集合管对水的通透性，促进水重吸收。在病理情况下，机体产生过多ADH或无法抑制ADH释放，导致肾无法排除过多水分，引起低钠血症所致症候群。

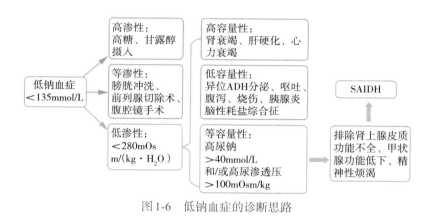

图1-6　低钠血症的诊断思路

产生SIADH病因很多（表1-1）。多发性骨髓瘤疾病本身和地塞米松均未见引起SIADH的报道。而硼替佐米有引起低钠血症和SIADH的报道，其引起低钠血症的发生率为2.6%～25.5%，SIADH发生率为0.1%～1%。因此，考虑诊断本例患者低钠血症是硼替佐米相关性SIADH。治疗上停用硼替佐米，限制液体摄入（800～1200ml/d），10%氯化钠溶液、盐胶囊补充血钠，同时应用ADH-V2受体拮抗剂——托伐普坦。患者低钠血症症状消失，血钠浓度恢复正常。

表 1-1　导致抗利尿激素分泌失调综合征的常见病因

分类	常见原因
药物	三环类抗抑郁药、卡马西平、丙戊酸、环丙沙星、胺碘酮、缩宫素、氯磺丙脲、长春新碱、异环磷酰胺、环磷酰胺、地西泮（安定）、麻醉类药物
肿瘤	小细胞肺癌、鼻咽癌、嗅神经母细胞癌、胸腺癌、胰腺癌、胃癌、尤因肉瘤、间皮瘤、膀胱癌
累及神经系统的疾病	肿瘤、硬膜下血肿、蛛网膜下腔出血、颅内脓肿、脑炎、系统性红斑狼疮（SLE）、吉兰-巴雷综合征、震颤性谵妄、脑积液、急性短暂性精神障碍、抗磷脂抗体综合征
呼吸系统疾病	肺结核、肺脓肿、支气管扩张、急性呼吸衰竭、慢性阻塞性肺疾病（COPD）、哮喘、肺囊性纤维化
其他	肾源性抗利尿激素分泌失调综合征、甲状腺功能减退（黏液性水肿）、获得性免疫缺陷综合征（AIDS）、长期剧烈劳动、皮质功能减退、肾上腺切除术、正压通气

问题 2　3 次发热是否一回事？

　　患者先后 3 次在应用硼替佐米后 4 天左右出现发热，第 1 次伴有肺部炎症，应用抗感染治疗后好转，感染性发热可能性较大。但第 2、第 3 次发热时，我们考虑可能存在以下原因：①药物引起的发热反应，如硼替佐米，文献报道使用硼替佐米后发热的发生率为 19%。②不除外合并感染性发热，本例患者各项感染指标均无阳性结果，抗感染治疗发热无改善。EBV-DNA 拷贝曾升高，但应用更昔洛韦后 1 周降至正常。但是患者存在低 T 细胞血症和体液免疫缺陷，感染所致发热仍不可完全排除。③肿瘤热：患者第 2、第 3 次发热时多发性骨髓瘤处于部分缓解期，肿瘤负荷已明显下降，发生肿瘤热可能性较小。本例患者高度怀疑为硼替佐米同时引起的SIADH和药物热，相关机制需要进一步研究与探讨。

后期治疗及预后：

患者出院后甲泼尼松应用2个月后逐渐减停，体温恢复正常，血钠持续正常。患者未再接受含硼替佐米的治疗方案，换用来那度胺＋地塞米松方案治疗原发病。随访至今未再出现发热、严重低钠血症。目前病情平稳，仍处于PR状态。

本例病例的启示：

硼替佐米是目前治疗包括多发性骨髓瘤在内的浆细胞疾病的主要新药。硼替佐米常见不良反应包括骨髓抑制、腹泻、周围神经病变、感染等，特别是易激活带状疱疹病毒。本例病例介绍了罕见硼替佐米不良反应：SIADH与药物热同时存在。当患者在治疗中出现严重低钠血症时，需要高度怀疑药物性SIADH。

作者单位：首都医科大学附属北京朝阳医院；首都医科大学血液病学系；北京多发性骨髓瘤医疗研究中心

参 考 文 献

[1] Cuesta M，Thompson C J. The syndrome of inappropriate antidiuresis（SIAD）[J]. Best Pract Res Clin Endocrinol Metab，2016，30（2）：175-187.

[2] Peng B，Chen H，Lou X. Bortezomib-induced syndrome of inappropriate antidiuresis in a patient with multiple myeloma：A case report and literature review[J]. Int J Clin Pharmacol Ther，2017，55（12）：910-

914.

[3] Carreño A, Hernández B, Mayoralas Á, et al. Syndrome of inappropriate secretion of antidiuretic hormone (SIADH) due to bortezomib in a case of light chain multiple mieloma. Treatment with tolvaptan. Síndrome de secreción inadecuada de hormona antidiurética (SIADH) secundario a bortezomib en mieloma múltiple de cadenas ligeras. Tratamiento con tolvaptán [J]. Nefrologia, 2017, 37 (5): 558-559.

2 骨痛背后的凶手

文/段文冰　路　瑾

病例介绍：

患者女性，70岁，主诉：左髋部疼痛2个月余。

患者自2018年10月无明显诱因出现左侧髋部疼痛，呈持续隐痛，行走、劳动时加重，休息可减轻。就诊于当地医院，检查提示髋关节磨损，予对症治疗后症状无明显缓解。2018年12月中旬意外摔倒后，左下肢疼痛、活动受限，就诊于当地医院，X线检查示左侧股骨头中心脱位，髋臼骨折可能；CT见左髋臼及左髂骨翼改变，考虑转移瘤合并病理性骨折；MR示左髋臼及左髂骨翼改变，考虑不除外结核、肿瘤病变。患者为求进一步诊治，于2018年12月24日收入我院。既往史、家族史无特殊。

查体：体温（T）36.7℃，心率（HR）89次/分，呼吸（R）17次/分，血压（BP）128/72mmHg。贫血貌。心、肺、腹部查体无异常。左髋部皮肤未见红肿、窦道、溃疡、浅表血管扩张等表现，左腹股沟中点压痛，大转子处叩击痛。左髋关节因疼痛拒动，痛性受限。左下肢感觉、血运未见明显异常。

入院诊断：骨痛待查；骨肿瘤？多发性骨髓瘤？淋巴瘤？

入院化验：血常规：WBC 7.01×10^9/L，Hb 84g/L，PLT 446×10^9/L。生化检查：谷丙转氨酶（ALT）228U/L，谷草转氨酶（AST）282U/L，总蛋白（TP）64.4g/L，ALB 33.4g/L，白/球比

（A/G）1.08，血钾2.81mmol/L，血肌酐66μmol/L，血钙2.56mmol/L。免疫球蛋白：IgA 1.69g/L，IgG 12.1g/L，IgM 7.7g/L，血κ轻链1540mg/dl，血λ轻链525mg/dl，β_2-微球蛋白3.17mg/L，κ/λ 2.93。血清蛋白电泳：M蛋白3.1g/L。尿κ轻链28.7mg/dl，尿λ轻链＜5.00mg/dl。尿蛋白0.22g/24h，24小时尿量900ml。血清游离轻链：κ轻链120mg/L，λ轻链35.5mg/L，κ/λ 3.3803。血免疫固定电泳：IgMκ型M蛋白阳性。尿免疫固定电泳：轻链κ型M蛋白阳性。心脏相关检查：肌钙蛋白I（TnI）0.004ng/ml，N末端B型利钠肽原（NT-ProBNP）304pg/ml。甲状腺功能：促甲状腺激素（TSH）5.305μIU/ml。凝血功能检查：血浆凝血酶原时间（PT）13.1s，国际标准化比值（INR）1.22。肿瘤标志物（女性相关）阴性。感染相关指标：CRP 27.74mg/L，PCT 7.17μg/L。G试验32.12pg/ml。

入院检查：骨盆MR：左侧髋臼、左髂骨翼部分见骨质破坏，并可见团块状异常软组织肿块影（5.9cm×6.5cm×9.0cm，图2-1）。正电子发射计算机体层成像（PET-CT）：右侧第3后肋、双侧髂骨、左髋臼及右侧坐骨可见条状、点状或团片状FDG摄取增高灶（SUV_{max}分布在4.6～26.1），同机CT检查于相应区域见溶骨性骨质破坏及软组织肿物形成，左髋臼较大病变，范围约9.4cm×7.5cm×10.4cm。结论：骨多发FDG代谢增高灶，符合多发性骨髓瘤表现（图2-2）。超声心动图：静息状态下，心脏结构及心内血流未见异常。胸部CT：双肺多发小结节、钙化灶，考虑

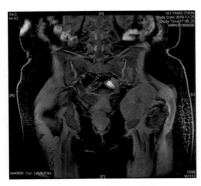

图2-1　骨盆MR检查

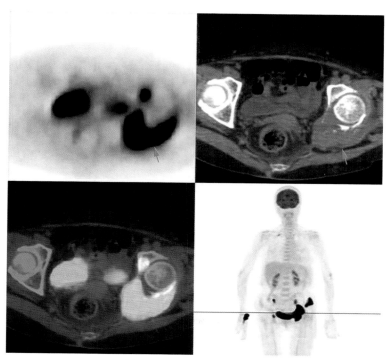

图2-2 全身PET-CT检查

陈旧病灶。右肺上叶后段局限性肺气肿。左肺上叶肺组织膨胀不全。

骨穿检查：

（1）骨髓形态：增生Ⅲ~Ⅳ级，浆细胞占5.5%，其中3%浆细胞胞体偏小，核偏位，胞质较蓝（怀疑为淋巴样浆细胞）。

（2）骨髓免疫分型：$CD38^+CD138^+$浆细胞占0.08%，表达CD45、CD38、CD138、CD19，$c\kappa$轻链$^+$/$c\lambda$轻链$^+$＝3.33，比值正常，为正常浆细胞。$CD20^+$B细胞占1.62%，表达CD19、CD20、CD22、

CD200、CD23、CXCR4、Kappa，不表达λ轻链，表型异常，为克隆性B细胞。

（3）骨髓基因检查：MAGE-C1/CT7、MAGE-C2/CT10、IgH重排、PRAME、MYD88均阴性，MAGE-A3 0.01%。

（4）骨髓染色体正常核型：FISH（磁珠分选）阴性。

CT引导下病灶穿刺病理学检查：穿刺组织全部为肿瘤，细胞体积大，胞质淡染，核不规则，染色质细，核仁不明显，核分裂象易见，血管周围浸润明显。碱性磷酸酶（ALK）$^-$，EMA$^-$，P53^{+++}，野生型，MYC$^-$>40%，Bcl-6$^+$，CD30$^+$，Ki67 85%，PAX5$^+$，CD10$^-$、CD43$^-$、CD138$^-$，CD20$^+$，Bcl-2>50%，CD2$^-$，MUM-1$^+$，EBER$^-$，CD5$^-$。FISH检查Bcl-2、Bcl-6、C-MYC多拷贝。诊断：弥漫大B细胞淋巴瘤，非特指型。非生发中心B细胞起源（Hans模型），不典型三重打击淋巴瘤。

最终诊断：弥漫大B细胞淋巴瘤（原发骨，非生发中心B细胞起源，IELSC[①]分期IVE，IPI[②]评分4分，高危，NCCN-IPI[③]评分4分。

治疗方案：R-miniCHOP（美罗华、环磷酰胺、脂质体阿霉素、长春地辛、泼尼松）+局部放疗，两次氨甲蝶呤中枢预防。

问题1 血浆中IgM升高常见原因是什么？

IgM因其为五聚体，相对分子量大，称为巨球蛋白。血中IgM升高，称为巨球蛋白血症。IgM升高时，首先需要判断其克

---

① 国际结外淋巴瘤研究组
② 国际预后指数
③ 美国国家综合癌症网络IPI

隆性，即单克隆型与多克隆型。单克隆型IgM升高最常见的是淋巴瘤，其次为浆细胞疾病，另外其他少见疾病如冷凝集素血症、范可尼综合征（Fanconi syndrome）也可出现，其中华氏巨球蛋白血症（WM）最常见。多克隆型IgM升高见于自身免疫性疾病如干燥综合征，SLE等，慢性感染性疾病如结核、慢性肝病、链球菌感染等。

对于单克隆型IgM升高，可将其分为原发性与继发性。原发性巨球蛋白血症又称为华氏巨球蛋白血症，为惰性淋巴瘤；继发性巨球蛋白血症包括多种疾病，如边缘带淋巴瘤、慢性淋巴细胞白血病、多发性骨髓瘤、淀粉样变性等。我们曾对北京大学血液病研究所107例免疫固定电泳检查为IgM升高的患者进行回顾性分析，发病率占前5位的分别是华氏巨球蛋白血症（51.4%）、套细胞淋巴瘤（MCL）（15.9%）、单克隆免疫球蛋白病（MGUS）（10.3%）、慢性淋巴细胞白血病（CLL）/小淋巴细胞性淋巴瘤（SLL）（6.5%）、弥漫大B细胞淋巴瘤（6.5%），而多发性骨髓瘤（占0.9%）。Gerassimos A等人对130例分泌IgM的B细胞疾病患者进行统计，基本与北京大学血液病研究所的结论一致，但在他们的研究结果中，发病率排在第2位的是脾边缘区淋巴瘤（10.8%），而套细胞淋巴瘤发病率为3.8%。

因此，如果血清中出现IgM升高，需注意鉴别诊断，明确克隆性，进一步明确诊断。

问题2 骨痛的病因有哪些？

对于血液科骨痛常见原因可以分为血液疾病导致的骨痛与非血液疾病导致的骨痛。前者常见的为多发性骨髓瘤、急性白血病、淋巴瘤、朗格汉斯细胞组织细胞增生症等；非血液疾病导致的骨痛主要有骨肿瘤、骨结核、癌症骨转移、骨折、骨质疏松等。

多发性骨髓瘤的骨质破坏多以溶骨性改变为主，骨质破坏和软组织包块可同时存在，常见的是负重部位，如腰椎、骨盆等；急性白血病导致骨痛是因为肿瘤细胞在骨髓腔内大量生长，对骨髓腔造成压力，多为胸骨及骨关节如肘、腕、膝、髋等多关节游走性疼痛；原发于骨的淋巴瘤或淋巴瘤累及骨时也会有骨痛表现；朗格汉斯细胞组织细胞增生症的骨病变几乎见于所有的患者；癌症骨转移多见于前列腺癌、肺癌、乳腺癌等。

问题3 对于出现单克隆小B淋巴细胞的疾病如何鉴别诊断？

单克隆小B淋巴细胞是一群以小到中等大小的成熟淋巴细胞为主的细胞，表达成熟B细胞相关抗原（CD19、CD20、CD22）和表面免疫球蛋白（sIg）单一轻链（κ或λ）。常见于以下疾病：慢性淋巴细胞白血病（CLL）、套细胞淋巴瘤（MCL）、滤泡淋巴瘤（FL）、白细胞白血病（HCL）及其变异型（HCL-V）、华氏巨球蛋白血症（WM）、边缘区淋巴瘤（MZL）。除了免疫表型（图2-3）用于以上几种疾病的鉴别诊断外，分子生物学或细胞遗传学的检测在某些类型的疾病中也具有不可或缺的诊断价值。t（11；14）（q13；q32）是MCL特征性的染色体异常；t（14；18）（q32；q21）是FL的主要细胞遗传学异常；MYD88见于95%WM/LPL。

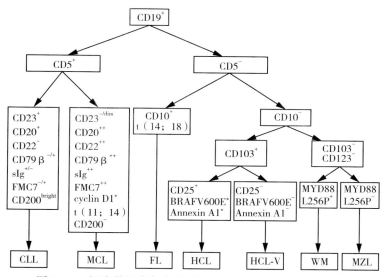

图2-3　B细胞淋巴瘤免疫表型及细胞/分子遗传学鉴别诊断

本例病例的启示：

对于骨痛，有骨质破坏及IgM升高的患者，鉴别诊断非常重要，有时候病理诊断可能是鉴别诊断的唯一"金标准"。该例患者虽然骨髓免疫分型为小B淋巴细胞，但是病灶穿刺病理检查结果为弥漫大B细胞淋巴瘤，这就提示免疫分型可能为诊断提供了一定线索，但是某些情况下流式细胞检查结果不能作为诊断依据，需要取组织进行病理检查确诊。

作者单位：北京大学人民医院血液科；北京大学血液病研究所

参 考 文 献

［1］赵磊，徐双，裴林，等. IgM型单克隆免疫球蛋白阳性107例临床特征分析［J］. 中国实用内科杂志，2016，36（2）：137-140.

［2］Pangalis G A，Kyrtsonis M C，Kontopidou F N，et al. Differential di-agnosis of Waldenström's macroglobulinemia and other B-cell disorders. Clin Lymphoma，2005，5（4）：235-240.

［3］中华医学会血液学分会，中国抗癌协会血液肿瘤专业委员会. 中国B细胞慢性淋巴增殖性疾病诊断专家共识（2018年版）［J］. 中华血液学杂志，2018，39（5）：359-365.

③ 孤立性浆细胞瘤合并自身免疫性疾病

——如何选择治疗方案？

文/张　炎　李　剑

病例介绍：

患者女性，33岁，主诉：全血细胞减少、左腮腺肿物、视力减退4年。

2013年3月患者于妊娠7月产检时发现全血细胞减少，伴左腮腺肿大；2013年12月左腮腺部肿大加重，并出现左眼视力下降，排尿踌躇，右下肢温度觉及痛觉减弱。2014年2月就诊外院，血常规：白细胞计数（WBC）$2.78×10^9$/L，中性粒细胞计数（NEU）$1.6×10^9$/L，血红蛋白（Hb）106g/L，血小板计数（PLT）$67×10^9$/L。抗核抗体S1：320（+），抗人球蛋白试验（Coombs test）、狼疮抗凝物、心磷脂抗体、抗$β_2$-糖蛋白1抗体均阴性；EB病毒DNA阴性。颌面MRI：双侧腮腺增大，增强明显强化。唾液腺显像：符合干燥综合征。腰椎穿刺：脑脊液常规未见异常，生化检查：蛋白1.17g/L（↑），糖2.24mmol/L（↓）；脑脊液水通道蛋白4抗体（AQP4-Ab）、髓鞘碱性蛋白抗体（MBP-Ab）均阴性。视力检查：右眼1.0，左眼0.5。视神经MRI：垂体高约10mm，垂体柄增粗并明显强化，考虑垂体炎可能。骨髓穿刺：骨髓增生活跃，巨核细胞不少。考虑干燥综合征可能大，合并视神经脊髓炎谱系疾病。予糖皮质激素、丙种球蛋白及霉酚酸酯治疗

6个月，神经症状及腮腺肿物均好转。停药后双眼视力逐渐下降（左眼明显），左侧腮腺缓慢增大。2017年5月于我院免疫科就诊，查红细胞沉降率40mm/h，超敏C反应蛋白5.91mg/L；抗核抗体：S1:1280，免疫球蛋白（Ig）：IgG 18.98g/L，IgA 0.56g/L，IgG亚类（−）；补体：C4 0.061g/L；β_2-微球蛋白6.780mg/L。血清蛋白电泳：γ 26.0%，M蛋白 6.40g/L（↑）。血清免疫固定电泳：IgG λ（+）。尿免疫固定电泳阴性。骨髓涂片：增生尚可，粒细胞：红细胞＝3.81:1，红细胞呈钱串状排列，血小板计数减少，巨核细胞1个，浆细胞比例、形态均正常。骨髓活检：增生尚可，未见浆细胞肿瘤证据。骨髓流式细胞分析未见克隆性浆细胞。腰椎穿刺：压力222cmH$_2$O，清亮透明。脑脊液常规：白细胞总数 4×10^6/L。脑脊液生化：蛋白0.61g/L（↑），脑脊液葡萄糖（CSF-Glu）2.8mmol/L（↓）。脑脊液炎症因子：抗AQP-4/NMO抗体阳性（+），NMO-IgG阳性（+）。垂体增强MRI：垂体、垂体柄增粗强化，视神经增粗强化。视神经增强MRI：视交叉、左侧视神经增粗，明显强化；右侧视神经略增粗，强化不明显。脊椎MRI：颈髓及胸髓多发异常信号。PET-CT：左侧颌面部代谢异常增高团块，5.4cm×6.5cm×7.8cm，SUV10.9，考虑血液系统恶性疾病可能。行左腮腺肿物部分活检术，病理检查：涎腺组织内见淋巴组织增生，伴大量浆细胞浸润；免疫组化结果：CD3（部分+），Cyclin D1（−），Ki-67（index20%），Lambda（+），kappa（−），CD21（+），CD20（部分+），CD38（+），CD138（+），CD10（−），CD23（−），CD5（+），CD79α（+），Bcl-6（−），MUM-1（+），IgG（+），IgG4（−），病变符合浆细胞瘤（图3-1）。

诊断：孤立性浆细胞瘤；干燥综合征；视神经脊髓炎谱系疾病（NMOSD）。

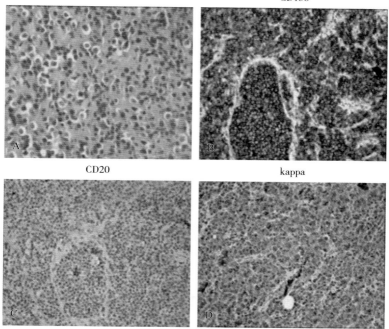

HE　　　　CD138

CD20　　　　kappa

图3-1　患者病理检查结果

A.涎腺组织内见淋巴组织增生,伴大量浆细胞浸润; B.CD138(+); C.CD20(部分+); D.kappa(−)

治疗情况及随诊: 2017年7月开始BD-PACE方案(硼替佐米、地塞米松、依托泊苷、环磷酰胺、盐酸表柔比星、顺铂)化疗。化疗后左侧腮腺肿物一度缩小,后迅速增大;骨髓抑制期视力持续下降,并出现严重骨髓抑制; M蛋白水平亦无下降,评估化疗无效。将治疗方案调整为大剂量甲基泼尼松龙联合丙种球蛋白治疗,具体为甲强龙80mg/d;人免疫球蛋白20g/d,共3天。2周后患者左眼视力较前明显好转,左侧腮腺缩小近1/2,全血细胞减少情况有所缓解。足量激素治疗1月后缓慢减量，同时联合羟氯喹口服。2017年9月行腮腺肿物放疗（瘤区40Gy、瘤心50Gy＋电子线放疗：瘤心10Gy）。经过上述处理后，患者腮腺占位、神经症状、全血细胞减少及M蛋白水平均明显好转。2018年9月复诊，右眼视力基本恢复，左眼视野缺损10%；复查血常规、肝肾功能均正常；M蛋白转阴，血清免疫固定电泳显示IgGλ弱阳性；抗核抗体：S1：320；PET-CT：左侧腮腺可见2cm×3cm高代谢肿物，$SUV_{max}4.2$。建议患者择期手术切除腮腺残留病灶并维持小剂量激素及羟氯喹治疗。

问题1 干燥综合征及视神经脊髓炎谱系疾病是否继发于浆细胞疾病？

本例患者腮腺病理活检确诊为浆细胞瘤，全身影像学检查及骨髓评估未见系统性骨髓瘤表现，考虑孤立性浆细胞瘤诊断明确。

相对于孤立性浆细胞瘤，干燥综合征在中青年女性中更为常见。本患者存在抗核抗体高效价阳性、补体下降、炎症指标升高等自身免疫激活的表现，存在腮腺分泌功能下降、血细胞计数减少、多发神经病变等器官受累表现；参考2016ACR/EULAR干燥综合征分类标准，其诊断成立。患者病程初期所有临床表现均可纳入干燥综合征的框架中。视神经脊髓炎（NMO）是局限于神经系统的自身免疫性疾病，其定义在近10年间逐渐演变，目前多采用视神经脊髓炎谱系疾病（NMOSD）来描述此类疾病：多数患者存在AQP-4抗体；伴有反复视神经炎、脊髓炎、间脑综合征等多变的临床症状。2015年国际NMO诊断协作组（IPND）

还提出了AQP4-IgG阴性NMOSD的概念。鉴于NMOSD预后差，神经损伤不能逆转，学界倾向于AQP-4抗体阳性患者，降低其他诊断条件，尽早开始治疗。综合本患者临床表现、影像特点，诊断AQP4-IgG阴性NMOSD亦成立。

本例患者最令人困扰的问题是孤立性浆细胞瘤、干燥综合征及NMOSD之间的关联。首先NMOSD与结缔组织病关系紧密，约1/3的NMOSD患者合并系统性免疫性疾病。北京协和医院900例NMOSD患者数据库中，合并干燥综合征或系统性红斑狼疮的患者近200例。因此，学界普遍认为两种疾病并存，而非继发改变。而最终病理活检证实存在腮腺浆细胞瘤，又会引起以下思考：自身免疫性疾病是否为副肿瘤综合征表现？浆细胞肿瘤是否继发于干燥综合征？众所周知，多种血液疾病，如移植物抗宿主病、淋巴增殖性疾病（LPD）和浆细胞病等，可模拟干燥综合征表现。但本患者自身免疫性疾病出现时间远早于浆细胞瘤，因此我们认为干燥综合征继发于副肿瘤综合征可能性极低。同时，文献报道干燥综合征患者在病程后期出现淋巴增殖性疾病的风险是正常人的44倍，我们确实要考虑干燥综合征后期出现淋巴系统和造血系统肿瘤之可能性。根据北京协和医院统计数据显示，1320例干燥综合征患者发生淋巴瘤及多发性骨髓瘤风险分别为正常人的48.1和37.9倍。风湿性疾病合并M蛋白阳性患者发生淋巴增殖性疾病风险进一步增加。北京大学人民医院回顾872例风湿性疾病患者数据显示，合并M蛋白阳性的比例为4.7%（41例），这41例患者中7例出现淋巴系统肿瘤。回顾性研究显示，血管炎性病变、持续腮腺肿大、出现冷球蛋白等临床表现是干燥综合征继发LPD的高危因素。MNOSD合并肿瘤的比例尚不足1%，且未见到合并浆细胞肿瘤的报道。综上所述，我们认为本患者同时存在孤立性浆细胞瘤、干燥综合征及NMOSD。

问题2 自身免疫性疾病及浆细胞骨髓瘤共存时，如何选择治疗方案？

对于多种病患并存的患者，应优先治疗对健康、生命威胁最大的疾病。孤立性浆细胞瘤虽然治疗效果良好，5年生存率可达到70%以上，但相对于干燥综合征或NMOSD而言，仍是对生命威胁最大的疾病，应优先开展。

孤立性浆细胞瘤治疗以局部治疗为主，局部放射治疗（40～50Gy）可获得良好疾病控制，一项包含258例孤立性浆细胞瘤患者的回顾性研究显示，单独放疗或放化疗联合治疗，其5年总生存率高达74%。但是该研究也显示，浆细胞瘤直径＞4cm是生存期缩短的独立危险因素（RR 0.34，$P = 0.0006$）。因此对于大包块型孤立性浆细胞瘤，是否可以从系统性化疗中获益，仍值得进一步探索。Gerry等研究发现，对于头颈部可切除浆细胞瘤，手术切除病灶可延长无进展生存期，因此放疗后对残存病灶推荐手术切除。

因NMOSD活动会导致截瘫、失明等不可逆神经损伤，治疗亦应争分夺秒。NMOSD急性期治疗以激素冲击治疗为主，待控制急性症状后，序贯小剂量糖皮质激素及免疫抑制剂。而干燥综合征病程长，脏器受累程度轻，很多患者可长期观察而无须特殊干预。针对本患者NMOSD及干燥综合征受累脏器评估，采用NMOSD治疗方案即可全面兼顾干燥症的治疗。

综上所述，患者腮腺浆细胞瘤属于大包块病灶，同时伴有视神经脊髓炎持续进展，因顾虑局部放疗无法控制全身免疫反应，本例患者首先接受硼替佐米及地塞米松为基础的多药联合化疗。

本例病例的启示：

血液系统疾病跟自身免疫性疾病是一直就是"剪不断理还乱"的关系。虽然我们更倾向于采用"一元论"来解释疾病全貌，但特殊情况下还需要考虑两种甚至3种疾病并存的情况。这是国内外首次报道浆细胞疾病合并视神经脊髓炎谱系疾病。治疗方面，孤立性浆细胞瘤的首选治疗是放疗、手术等局部处理；对于合并自身免疫性疾病的患者，应同时开始免疫抑制治疗，做到"双管齐下"。

作者单位：北京协和医院血液内科

参 考 文 献

［1］Rajkumar S V，Dimopoulos M A，Palumbo A，et al．International Myeloma Working Group updated criteria for the diagnosis of multiple myeloma［J］．Lancet Oncol，2014，15（12）：e538-e548．

［2］Shiboski C H，et al．2016 Classification Criteria for primary Sjögren's Syndrome：a consensus and data-driven methodology involving three international patient cohorts［J］．Accept Publ Ann Rheum Dis Arthritis Rheum，2016，69（1）：35-45．

［3］Wingerchuk D M，Banwell B，Bennett J L，et al．International consensus diagnostic criteria for neuromyelitis optica spectrum disorders［J］．Neurology，2015，85（2）：177-189．

［4］KASSAN SS．Increased Risk of Lymphoma in Sicca Syndrome［J］．Ann Intern Med，1978，89（6）：888．

［5］Yang Y，Chen L，Jia Y，et al．Monoclonal gammopathy in rheumatic diseases［J］．Clin Rheumatol，2018，37（7）：1751-1762．

［6］Brito-Zerón P, Retamozo S, Gandía M, et al. Monoclonal gammopathy related to Sjögren syndrome: A key marker of disease prognosis and outcomes ［J］. J Autoimmun, 2012, 39 (1 ~ 2): 43-48.

［7］Beauchemin P, Iorio R, Traboulsee A L, et al. Paraneoplastic Neuromyelitis Optica Spectrum Disorder: A single center cohort description with two cases of histological validation ［J］. Mult Scler Relat Disord, 2018 (20): 37-42.

［8］Ozsahin M, Tsang R W, Poortmans P, et al. Outcomes and patterns of failure in solitary plasmacytoma: a multicenter Rare Cancer Network study of 258 patients ［J］. Int J Radiat Oncol Biol Phys, 2006, 64 (1) 210-217.

［9］Gerry D, Lentsch E J. Epidemiologic evidence of superior outcomes for extramedullary plasmacytoma of the head and neck ［J］. Otolaryngol Head Neck Surg, 2013, 148 (6): 974-981.

1例反应性浆细胞增多症患者的诊疗过程

文/任 远 黄文荣

病例介绍：

患者男性，79岁，主诉：发现淋巴结肿大一月余。

2018年12月无明显诱因下发现颈部淋巴结肿大，约1.5cm×1.5cm，无压痛，未予特殊治疗。2019年1月3日着凉后出现咳嗽、咳痰（白色），外院就诊，诊断为哮喘型气管炎，胸部CT未见明显异常，予抗感染、止咳、化痰治疗，无明显好转。2019年1月22日复查胸部CT：双肺多发间质改变，右肺上叶片状磨玻璃密度影，双侧少许胸腔积液。腋窝、颈部、纵隔内及腹膜后多发肿大淋巴结，予头孢曲松钠抗感染治疗。2019年1月25日外院行颈部淋巴结穿刺活检，病理检查：（左侧锁骨上淋巴结穿刺）镜下见中等大小的淋巴细胞弥漫增生，其间可见多量浆细胞及小淋巴细胞。免疫组织化学检查：CD3（＋＋）、CD5（＋＋）、CD45RO（＋＋＋）、CD79a（＋＋）、CD20（+）、PAX-5（+）、CD21滤泡树突细胞网型（+）、CD23滤泡树突细胞网型（+）、CD10（−）、Bcl-6（少数＋）、MUM1（＋＋）、Bcl-2（+）、Cyclin D1（个别＋）、KI-67（＋40%）。2019年1月31日复查胸部CT：两肺纹理增多紊乱、间质增多；右肺上叶片状磨玻璃影，较1月22日范围增大，两侧胸腔积液较1月22日增多，1月31日升级抗生素为注射用亚胺培南西司他丁钠抗感染治疗。

2019年2月2日收入我院，查血常规（2月2日）：血红蛋白123g/L、白细胞计数35.43×10⁹/L（↑）、异常浆细胞43%、血小板计数104×10⁹/L；血气分析（2月2日）：酸碱度7.474（↑）、氧分压52.1mmHg（↓）、二氧化碳分压32.0mmHg（↓）、血氧饱和度87.8%（↓）；生化检查（2月3日）：总蛋白113.6g/L（↑）、血清清蛋白31.0g/L（↓）、肌酐122.9μmol/L（↑）、血清尿酸989.2μmol/L（↑）、乳酸脱氢酶334.0U/L（↑）、脑利钠肽前体2502.0pg/ml（↑）；体液免疫学检查：IgA827.0mg/dl（↑）、IgE 14100.0IU/ml（↑）、IgG 7520.0mg/dl（↑）、Ig轻链κ 1380.0mg/dl（↑）、Ig轻链λ 979.0mg/dl（↑）、血β₂-微球蛋白1.07mg/dl（↑）；抗心磷脂抗体（ACL）21.89rU/ml（↑）、抗β₂-糖蛋白Ⅰ抗体（A-β2-GPI）32.46rU/ml（↑）、抗核抗体五项阴性、自身抗体谱11项阴性；EBV-DNA：1.31×10⁶cps/ml。超声检查（2月2日）：①双颈部、双侧腋下、腹股沟区多发低回声结节；②脾体积增大，长约10.8cm，厚约4.2cm，未见明确占位病变；③双侧胸腔均可见液性暗区。CT检查（2月2日）：①双肺感染，双侧胸腔积液；②双侧肺门、纵隔、颈部、腋窝、腹腔及腹膜后多发肿大淋巴结，脾大。行骨髓穿刺，骨髓形态：浆样、淋浆样异常细胞增生，平均占52.8%；免疫分型：浆细胞占有核细胞的62.31%，B细胞占淋巴细胞的1.33%，浆细胞表达CD19、CD38、CD27，部分表达CD138，疑为表型异常的浆细胞，κ/λ范围正常，提示为多克隆浆细胞。入院后连续复查血常规，白细胞计数及异常浆细胞计数进行性增多，血红蛋白、血小板计数呈进行性下降（图4-1、图4-2）。

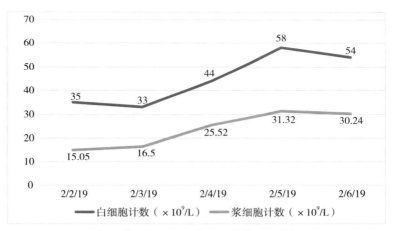

图4-1　患者入院后白细胞计数、异常浆细胞计数变化趋势

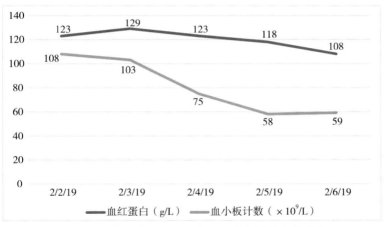

图4-2　患者入院后血红蛋白、血小板计数变化趋势

病程中，患者无发热，近1月有盗汗，近1月体重下降3kg。精神状态一般，体力欠佳，进食差，睡眠正常，有糊状黑便，排尿正常。既往史：1997年行下颌肿物切除术，五十余年前行阑尾切除术。个人史：2018年7月去东非。家族史无特殊。

问题1　肺部磨玻璃样改变的原因是什么?

患者肺部磨玻璃样改变可能与感染、水肿、淋巴瘤有关。目前，检验结果示EBV-DNA阳性，考虑病毒感染可能。患者以淋巴结肿大起病，且伴免疫球蛋白升高，不排除肿瘤可能。

问题2　淋巴结肿大的原因是什么?

引起淋巴结肿大的原因有感染、肿瘤、反应性增生、细胞增生代谢异常等。患者EBV-DNA阳性，考虑有EB病毒感染。原治疗单位病理检查提示淋巴结结构基本保留，局灶滤泡结构破坏，滤泡间淋巴细胞以T细胞为主，还见部分活化B细胞伴显著浆细胞分化，活化大细胞既有T细胞也有B细胞，目前免疫组织化学检查结果诊断淋巴瘤证据不足，但核增殖指数偏高，且镜下形态不能排除淋巴瘤。患者抗核抗体阴性，基本排除狼疮可能，抗心磷脂抗体阳性不排除继发可能。

问题3　外周血及骨髓中浆细胞增多的原因是什么?

浆细胞病是指浆细胞异常增生并伴有单克隆免疫球蛋白或其多肽链亚单位异常增多的疾病。浆细胞病在临床上可分为良性浆细胞病和恶性浆细胞病，良性浆细胞病包括意义未明的单克隆免疫球蛋白血症（MGUS）及反应性浆细胞增多症，恶性浆细胞病包括浆细胞瘤、多发性骨髓瘤、巨球蛋白血症、重链病、淀粉样变性、单克隆轻链和重链沉积病。患者骨髓中浆细胞提示为多克隆性，考虑为反应性浆细胞增多。

入院后诊断过程：

因外院穿刺病理诊断不明确，入院后行颏部肿大淋巴结切取活检术，病理组织形态：淋巴结被膜增厚，局部被膜下窦开放，滤泡结构部分破坏，滤泡间淋巴组织增生显著，并见较多枝丫状血管；滤泡间见较多免疫母细胞/浆母细胞样细胞伴显著浆细胞分化，并混有小-中等大小淋巴细胞，后者在滤泡或血管周围浸润明显，灶状区域胞质透亮或淡染。免疫组织化学染色示：CD21示FDC网部分破坏，部分FDC网包绕血管；小-中等大小细胞为T细胞：CD3（＋），CD10（极少数散在＋），Bcl-6（＋），CD4（＋），CXCL13（＋），PD-1（＋），CD5（＋），CD8（少数＋），Bcl-2（＋），CD56（－），PD-L1（22C3）（－）；滤泡B细胞CD20（＋），PAX-5（＋），CD79a（＋），滤泡间大细胞CD20（＋），PAX5（部分弱＋），CD79a（＋），CD30（较多＋），Ki-67（＋60%），MUM-1（浆细胞和浆样分化细胞＋），浆细胞CD138（＋），CD38（＋），Cyclin D1（＋），IgG4阳性细胞数仅局灶50/HPF，多数区域IgG4阳性细胞/IgG阳性细胞＜40%，λ阳性细胞较κ阳性细胞多。分子原位杂交示：EBER（散在大细胞＋）。明确诊断为：血管免疫母细胞性T细胞淋巴瘤Ⅲ期B组，PIT评分3分4组。

后期治疗及疗效评价：

诊断明确后，于2019年2月7日起予西达苯胺＋miniCHOP方案治疗淋巴瘤，共6个疗程，并予2次利妥昔单抗治疗EBV血症。1个疗程化疗后复查胸部CT，磨玻璃影较前明显缩小，胸腔积液量显著减少（图4-3）。2个疗程化疗后PET-CT评估为完全缓解（CR）（图4-4，因患者春节期间入院，第1次化疗前未行PET-CT检查），后期行B超评估均为CR。间断复查血清EBV-DNA，治疗前为$1.31×10^6$ cps/ml，10天后降至$1.061×10^3$ cps/ml，3周

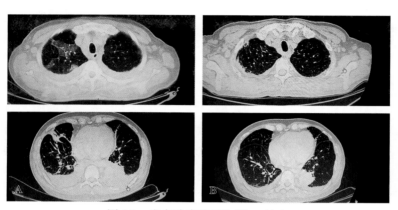

图4-3　患者治疗前后胸部CT检查
A.化疗前；B.化疗后

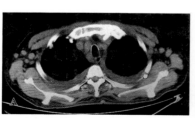
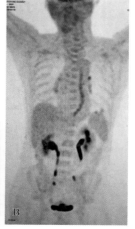

图4-4　患者化疗前与第2个疗程化疗后PET-CT检查
A.2019年2月2日化疗前；B.2019年3月15日第2个疗程化疗后

后持续转阴，分别于2019年2月12日、3月22日、4月18日检测感染EB病毒的淋巴细胞亚群，结果见表4-1。

表4-1　不同淋巴细胞亚群的EB病毒定量

淋巴细胞亚群	检查日期		
	2019年2月12日	2019年3月22日	2019年4月18日
CD19$^+$细胞cps/10^6	5.9×10^5	1×10^3	2.4×10^3
CD56$^+$细胞cps/10^6	2.9×10^4	未检出	2.3×10^2

问题 4　血管免疫母T细胞淋巴瘤伴浆细胞增多的原因是什么?

机体免疫功能失调引起EBV感染B淋巴细胞，促使B细胞克隆性增生并表达EBV编码蛋白，然后通过主要组织相容性复合体Ⅱ持续性刺激滤泡辅助性T细胞（Tfh细胞）肿瘤性增生，从而使Tfh细胞上调VEGF和CXCL13表达，促进高柱状内皮细胞增生和滤泡树突状细胞的活化，继而形成一个免疫刺激反馈，导致肿瘤发生、发展。EB病毒感染血管免疫母细胞性T细胞淋巴瘤（AITL）中的B细胞可能导致反应性浆细胞增多，IL-6、IL-10等细胞因子释放增多可能会促进浆细胞增殖。

本例病例的启示：

多数反应性浆细胞增多症患者的浆细胞增多程度有限，骨髓中浆细胞比例为有核细胞10%以下，而本例患者骨髓中浆细胞占有核细胞的62.31%，易将其与恶性浆细胞瘤混淆。本例患者以淋巴结肿大起病，穿刺病理检查不能明确诊断的情况下，应积极切取完整淋巴结，完善病理检查。

作者单位：解放军总医院第一医学中心

参 考 文 献

［1］张之南. 血液病学（第2版）［M］. 北京：人民卫生出版社，2011：1078-1079.

［2］Dunleavy K，Wilson WH，Jaffe ES. Angioimmunoblastic T cell lymphoma：pathobiological insights and clinical implications ［J］. Current Opinion in Hematology，2007，14（4）：348-353.

［3］Ahsanuddin AN，Brynes RK，Li S. Peripheral blood polyclonal plasmacytosis mimicking plasma cell leukemia in patients with angioimmunoblastic T-cell lymphoma：Report of 3 cases and review of the literature ［J］. International journal of clinical and experimental pathology，2011，4（4）：416-420.

5 皮肤瘙痒－红细胞增多-M蛋白血症

文/郭慧霞 陈以娟 武 悦 李 茜 尚禹汐 李 星

王立茹 路 瑾

病例介绍：

患者女性，70岁，因"下肢皮肤瘙痒十余年，血红蛋白升高2个月"于2018年7月17日入院。

患者2007年无诱因出现双下肢皮肤瘙痒，未诊治，皮肤逐渐变为紫红色。2018年5月双下肢皮肤破溃，左侧为著，就诊于某皮肤病医院。查血常规示：白细胞计数$5.83×10^9$/L，血红蛋白207g/L，血小板计数$73×10^9$/L；左下肢皮肤活检病理示：角化过度，表皮不规则增生，真皮浅层血管增生扩张，血管周围可见嗜酸性粒细胞、中性粒细胞及淋巴细胞和组织细胞浸润，见大量外溢红细胞及含铁血黄素颗粒，予双氯芬酸二乙胺乳胶剂、多磺酸黏多糖乳膏、夫西地酸乳膏等外用，皮肤破溃略好转。2018年6月4日血液专科就诊，完善骨髓穿刺时因骨髓干抽吸未获取骨髓液标本，骨髓病理提示造血组织红系和粒系中、晚以下各阶段细胞散在，巨核细胞偶见，浆细胞易见。Gomori染色检查：MF-0级。血清免疫固定电泳可见IgG κ型M蛋白。2018年7月17日为进一步诊治收入院。既往史：高血压十余年，无吸烟史及高海拔地区居住史，家族史无特殊。入院查体：血压150/80mmHg，多血质面容，面颈部及前胸可见毛细血管扩张（图5-1），双下肢小腿及足面可见斑片，呈紫红色、边界不清，压之不褪色。左侧胫前皮肤可见溃疡面，近圆形（图5-2）。舌体无肥大，双肺呼吸音清，心率84次/分，律齐，腹软，无压痛及反跳痛，肝脾肋下未触及。

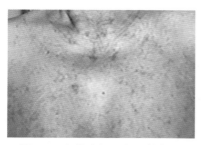
图5-1　患者胸部毛细血管扩张

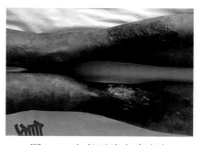
图5-2　患者下肢皮肤溃疡

入院后查血常规：白细胞计数4.14×10^9/L，血红蛋白197g/L，红细胞计数6.72×10^{12}/L，血小板计数66×10^9/L；生化检查：血钾4.3mmol/L，血钠143mmol/L，血钙2.35mmol/L，血糖6.37mmol/L，尿素氮4.65mmol/L，血肌酐73μmol/L，白蛋白45.3g/L，谷丙转氨酶37.4U/L，谷草转氨酶31.0U/L，γ-谷氨酰胺转肽酶176.5U/L，碱性磷酸酶153U/L，总胆汁酸16.31μmol/L，直接胆红素12.1μmol/L，间接胆红素28.5μmol/L；NT-proBNP 320.4ng/L；抗人球蛋白试验阴性；尿常规：尿蛋白阴性，未见红细胞、白细胞；免疫球蛋白：IgG 16.9g/L，血清κ轻链24.1g/L；血清免疫固定电泳可见IgG κ型M蛋白，定量2.475g/L。促红细胞生成素（EPO）浓度302mIU/ml（参考值5.4～31mIU/ml）；性腺激素六项、促肾上腺皮质激素水平、甲状腺功能：均正常；血管内皮生长因子（VEGF）浓度86.25pg/ml（参考值0～142pg/ml），骨密度示骨量减少；动脉血气分析：pH 7.403，氧分压84mmHg，二氧化碳分压30.7mmHg，血氧饱和度96.5%，肺泡动脉-氧分压差（PA-aDO_2）27.6mmHg，动脉血氧含量（CaO_2）27.7ml/dl；静脉血气分析：静脉血氧含量（CvO_2）25.8ml/dl。骨髓细胞学检查：增生Ⅲ级，红系各阶段可见，晚幼红细胞比例增高，浆细胞占2%。骨髓流式细胞学检查：共检1000000个细胞，淋巴细胞群占10.3%，比例偏低，有核红细胞群占19.8%，比例偏高，其他细胞群比例大致正常，各细胞群未见明显异常表型。染色体检查：46，XX［2］。骨髓增殖性肿瘤（MPN）相关基因（包含 *JAK*2 基因）阴性。骨髓病理：造血组织红系、粒系增生活跃，巨核细胞0～2只/高倍，Gomori染色检查：MF-0级，未见肿瘤性病变。腹部CT：双肾周围可见积液，双肾囊肿，未见肝脾肿大（图5-3）；超声心动图检查：各房、室及流出道内径正常；室间隔及左室壁厚度正常；中量心包积液，后心包13～20mm，前心包5～12mm，射血分数63.2%。

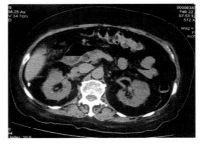

图5-3　患者腹部CT

诊断：根据患者存在毛细血管扩张、EPO浓度升高和红细胞增多、单克隆免疫球蛋白血症、肾周积液及肺内分流，诊断TEMPI综合征。

治疗经过：患者自2018年8月22日开始BD方案（硼替佐米联合地塞米松）化疗，共完成3个疗程。第1个疗程后下肢溃疡逐渐好转。第3个疗程后EPO浓度降至114mIU/ml，Hb降至159g/L，M蛋白定量降至0.853g/L，下肢溃疡基本愈合，肾周积液及毛细血管扩张无明显变化。此外，第3个疗程后患者心包积液较前减少，后心包10～15mm，前心包4～8mm。但2019年1月7日患者出现腹泻，继而腹胀、呕吐，诊断为胃潴留，考虑为硼替佐米胃肠神经毒性，遂停止使用硼替佐米。2019年2月开始在胃肠外科就诊，予禁食水、补液对症治疗，2019年5月因继发感染导致呼吸衰竭、心力衰竭、肾衰竭等多脏器功能衰竭而死亡。

问题1　如何将诊断锁定为 TEMPI 综合征？

本例患者慢性病程，以下肢皮肤破溃、红细胞增多、血清 IgG κ 型 M 蛋白阳性为特征，诊断经历了先一元论、后二元论，最终回归一元论的过程。

一元论诊断思路：

最初我们疑诊 POEMS 综合征，希望用一元论来解释患者疾病全貌。POEMS 综合征是一种少见的单克隆浆细胞疾病，诊断标准如下：

（1）强制性诊断标准：①多发性周围神经病；②单克隆浆细胞增殖性疾病。

（2）主要标准：①高水平血清或血浆 VEGF；②巨大淋巴结增生（Castleman 病）；③硬化性骨病。

（3）次要标准：①内分泌病变皮肤改变，皮肤变黑、毳毛改变、皮肤粗糙、血管瘤、白甲等；②器官肿大；③视盘水肿；④肢体水肿或浆膜腔积液；⑤红细胞增多症或血小板增多症。

诊断需要同时符合 2 项强制性诊断标准＋至少 1 项主要标准＋至少 1 项次要标准。该患者无周围神经病变表现，未同时符合 2 项强制性诊断标准，且 VEGF 浓度正常，无硬化性骨病、内分泌病变等主要及次要诊断标准，因此除外 POEMS 综合征。

二元论诊断思路：

既然不能用POEMS综合征一元论解释其临床现象，我们尝试用二元论进行诊断分析。

（1）关于红细胞增多：需鉴别遗传性和获得性，其中获得性包括原发性和继发性因素。①遗传性红细胞增多：如血红蛋白亲和力增加、*VHL*基因突变、EPO受体突变等均可引起红细胞增多，该患者虽未行上述检查，但考虑其老年发病，家族中无亲属患血液系统疾病，遗传性因素暂可除外。②获得性红细胞增多：A.原发性因素：即真性红细胞增多症，该疾病是起源于造血干细胞的克隆性骨髓增殖性肿瘤。诊断的主要标准：a.男性Hb＞165g/L，女性Hb＞160g/L；或男性血细胞比容（HCT）＞49%，女性HCT＞48%；或红细胞容量增加；b.骨髓活检示年龄矫正的高度增生和三系细胞增生伴多形性成熟巨核细胞；c.有JAK2基因突变。次要标准：血清EPO浓度低于正常参考值水平。诊断时需符合3条主要标准或a、b两条主要标准和次要标准。该患者为老年人，血红蛋白显著升高，多血质面容，首先考虑该诊断。但患者骨髓活检未见三系细胞高度增生，MPN相关基因包括*JAK2*均阴性，EPO浓度升高而非降低，因此可除外该诊断。B.继发性因素：分为缺氧性因素和非缺氧性因素，其中缺氧性因素包括慢性肺疾病、心脏自右向左分流、吸烟史、高海拔地区长期居住史、睡眠呼吸暂停综合征等；非缺氧性因素包括使用EPO、肾移植、肾细胞癌、肝细胞癌、嗜铬细胞瘤、子宫平滑肌瘤等。患者无相关病史及临床表现，因此上述继发性红细胞增多因素也可除外。

（2）关于M蛋白血症：①多发性骨髓瘤：该患者骨髓浆细胞比例小于10%，M蛋白定量小于30g/L，无高钙血症、贫血、肾功能不全、骨痛等表现，可除外该诊断。②淀粉样变性：患者无蛋白尿、血尿、肾病综合征、肾脏体积增大、左心室肥厚、NT-proBNP升高等淀粉样变性相关表现，该诊断也可除外。③罕见病Schnitzler综合征：该疾病M蛋白阳性，多为IgMκ型，同时可有骨痛、白细胞计数升高、荨麻疹样皮疹，皮损组织病理检查可见中性粒细胞浸润，无纤维素变性或真皮水肿，约50%患者表现为炎症性贫血。该患者临床上无发热、骨痛，无荨麻疹样皮疹，M蛋白为IgGκ型，血红蛋白升高而非贫血，白细胞计数正常，除外Schnitzler综合征。④MGUS：年龄大于70岁的人群本病发病率可达3%，该患者骨髓浆细胞比例小于10%，M蛋白定量小于30g/L，可以考虑存在MGUS，但MGUS不能解释毛细血管扩张、肾周积液、红细胞计数增多等临床表现。

再次一元论诊断思路：

二元论解释失败，我们再次尝试一直没有放弃的一元论。

我们以"红细胞增多"和"单克隆免疫球蛋白"作为关键词检索到TEMPI综合征。该疾病为一类罕见的浆细胞疾病，2011年首次被学者Sykes提出，临床表现为以下五联征：毛细血管扩张（telangiectasias），EPO浓度升高和红细胞增多（elevated erythropoietin level and erythrocytosis），单克隆免疫球蛋白血症（monoclonal gammopathy），肾周积液（perinephric fluid collections），肺内分流（intrapulmonary shunting）。当时被报道的6例患者中有3例患者五联征均存在，其余3例患者符合2至4项临床表现。本例患者除红细胞增多、M蛋白血症外，面颈部及前胸可见毛细血管扩张，血气分析结果依据肺内分流Qs/Qt公式【（PA-aDO$_2$×0.0331）/PA-aDO$_2$×0.0331＋（CaO$_2$-CvO$_2$）】计算肺内分流量Qs/Qt＝32%（正常值：2%～5%），由此得出患者存在肺内分流，腹部

CT提示双肾周围积液，患者具备TEMPI综合征五联征全部证据，且除外了常见引起红细胞增多和M蛋白血症的疾病，最终确诊TEMPI综合征。患者入院时还存在中量心包积液，尽管未行心包穿刺，但经硼替佐米治疗后心包积液减少，提示其心包积液亦为TEMPI综合征相关临床表现。

TEMPI综合征在全球范围内尚属罕见病，鲜有病例报道，目前全世界共22例患者被报道，男女均可发病，无地域倾向性。其病因学、发病机制、流行病学尚不清楚，临床表现可能与异常克隆性浆细胞及M蛋白有关。毛细血管扩张多见于颜面部、躯干、上肢和手；EPO浓度范围为78～8144mIU/ml；血红蛋白160～220g/L；M蛋白主要为IgG κ型，其次为IgG λ型、IgA λ型；肾周积液多双侧存在，且无菌、蛋白低、白细胞计数少、无胆固醇及三酰甘油，可能与淋巴管畸形导致淋巴回流障碍有关。此外，还可有静脉血栓、自发性颅内出血、胸腔积液、腹腔积液等临床表现。关于如何诊断该疾病尚无指南推荐，Sykes建议诊断标准包括主要标准和次要标准及其他表现，主要标准为毛细血管扩张、EPO浓度升高和红细胞增多、单克隆免疫球蛋白血症，次要标准为肾周积液、肺内分流，其他表现为静脉血栓。由于临床表现的罕见性和复杂性，很容易被漏诊或误诊。

问题2 如何对该患者施治？

治疗选择：

TEMPI综合征极为罕见，其治疗无指南可循。现有的病例报道采用的治疗选择如下：①沙利度胺、抗VEGF抗体Bevacizumab及免疫抑制剂西罗莫司等都被尝试用于治疗TEMPI综合征，但疗效并不理想。近年来有报道来那度胺联合地塞米松对减少肾周积液具有显著疗效；②应用硼替佐米治疗患者可获得部分缓解（PR）或完全缓解（CR），其中1例CR患者经过8个疗程硼替佐米治疗后EPO浓度降至正常，毛细血管扩张、肾周积液、肺内分流、M蛋白血症均消失；③CD38单抗Daratumumab用于2例患者获得了CR；④自体造血干细胞移植的疗效也可达CR。硼替佐米和CD38单抗均能抑制异常克隆性浆细胞增殖，该类患者均取得显著疗效，由此推测TEMPI综合征发病机制主要与异常克隆性浆细胞及其分泌的M蛋白有关。结合上述文献报道结果以及药物可及性，我们选择了硼替佐米，并在开始治疗后便取得了较好的效果。

疗效评估：

该疾病疗效评估主要依据血红蛋白含量及EPO浓度、M蛋白定量、血清游离轻链的比值、毛细血管扩张程度、肾周积液量、肺内分流是否改善等来判定。此例患者硼替佐米治疗后血红蛋白和M蛋白定量明显下降，心包积液也明显减少，获得显著疗效。但治疗过程中出现胃潴留不除外与应用硼替佐米有关，因此停药影响了进一步观察硼替佐米的治疗效果。

综上所述，对此例患者的诊治体会：TEMPI综合征是一类罕见浆细胞疾病，在临床工作中遇到红细胞增多伴M蛋白血症，需想到TEMPI综合征的可能，进一步评估是否存在毛细血管扩张、肺内分流、肾周积液。含硼替佐米的方案治疗有一定疗效，但是考虑到该患者的药物不良反应，CD38单抗可能为更好的治疗选择，有待于进一步在其他病例中验证。

作者单位：首都医科大学附属复兴医院

参 考 文 献

［1］Patnaik MM，Tefferi A．The complete evaluation of erythrocytosis：congenital and acquired Leukemia，2009，23（5）：834-844.

［2］中国系统性淀粉样变性协作组，国家肾脏疾病临床医学研究中心．系统性轻链型淀粉样变性诊断和治疗指南［J］．中华医学杂志，2016，99（44）：3540-3548.

［3］张先瑞，贾思寻，方美云．Schnitzler综合征的诊断与治疗［J］．中华血液学杂志，2018，39（12）：1052-1044.

［4］Masako Iwanaga，Masuko Tagawa，Kunihiro Tsukasaki，et al．Prevalence of Monoclonal Gam mopathy of Undetermined Significance：Study of 52，802 Persons in Nagasaki City，Japan［J］．Mayo Clin Proc，2007，82（12）：1474-1479.

［5］Sykes DB，Schroyens W，O'Connell C．The TEMPI Syndrome-a novel multisystem disease［J］．N Engl J Med，2011，365（5）：475-477.

［6］Belizaire R，Sykes DB，Chen YB，et al．Difficulties in hematopoietic progenitor cell collection from a patient with TEMPI syndrome and severe iatrogenic iron deficiency［J］．Transfusion，2015，55（9）：2142-2148.

［7］Mohammadi F，Wolverson MK，Bastani B，et al．A new case of TEMPI syndrome［J］．Clin Kidney J，2012，5（6）：556-558.

［8］Kwok M，Korde N，Landgren O．Bortezomib to treat the TEMPI syndrome［J］．N Engl J Med，2012，366：1843-1845.

［9］Schroyens WA，O'Connell CL，Lacy MQ，et al．TEMPI：a reversible syndrome following treatment with bortezomib［J］．Blood，2012，367：778-780.

［10］Malhotra J，Kremyanskaya M，Schorr E，et al．Coexistence of myeloproliferative neoplasm and plasma-cell dyscrasia［J］．Clin Lymphoma Myeloma Leuk，2014，14（1）：31-36.

［11］Mossuz P，Girodon F，Donnard M，et al．Diagnostic value of serum erythropoietin level in patients with absolute erythrocytosis［J］．Haematologica，2004，89：1194-1198.

［12］Viglietti D，Sverzut JM，Peraldi MN．Perirenal fluid collections and monoclonal gammopathy [J]. Nephrol Dial Transplant, 2012, 27 (1): 448-449.

[13] Ryden A, Wei K, Rodriguez R, et al. Too Much Blood: A Case of the Newly Described TEMPI Syndrome [J]. Chest, 2013, 144 (4_ MeetingAbstracts): 927A.

[14] Liang SH, Yeh SP. Relapsed multiple myeloma as TEMPI syndrome with good response to salvage lenalidomide and dexamethasone [J]. Ann Hematol, 2019, 98 (10): 2447-2450.

[15] Schroyens W, O'Connell C, Sykes DB. N Engl J Med. Complete and partial responses of the TEMPI syndrome to bortezomib [J]. N Engl J Med, 2012, 367 (8): 778-780.

[16] Sykes DB, Schroyens W. Complete Responses in the TEMPI Syndrome after Treatment with Daratumumab [J]. N Engl J Med, 2018, 378 (23): 2240-2242.

[17] Kenderian SS, Rosado FG, Sykes DB, et al. Long-term complete clinical and hematological responses of the TEMPI syndrome after autologous stem cell transplantation [J]. Leukemia, 2015, 29 (12): 2414-2416.

[18] Sykes DB, O'Connell C, Schroyens WA. The TEMPI Syndrome [J]. Blood, 2020.

[19] Zhang X, Fang M. TEMPI Syndrome: Erythrocytosis in Plasma Cell Dyscrasia [J]. Clin Lym phoma Myeloma Leuk, 2018, 18 (11): 724-730.

6 奇怪的"呼吸困难"
——少见髓外浆细胞瘤

文/包　芳　景红梅

病例介绍：

患者男性，34岁，主诉：活动后胸闷气短8个月。

患者8个月前无明显诱因出现活动后气短，不伴有发热、咳嗽、咳痰，上述症状进行性加重。3个月前就诊于外院呼吸科，完善胸部X线检查结果显示：肺纹理增粗。肺功能提示：极重度阻塞性通气功能障碍，弥散量正常，呼吸总气道阻力增高。考虑"哮喘"可能性大，予扩张支气管等药物治疗后，上述症状无明显缓解。1个月前再次就诊呼吸科，行胸部CT检查结果显示气管下段及左右支气管管壁增厚，考虑恶性囊样腺癌可能。进一步完善支气管镜检查，镜下可见气管隆突、右中间段、右下背段、左主支气管、左下叶背段及基底段开口可见新生物。活检病理结果显示：（隆突）支气管黏膜上皮细胞未见异型性，间质大量浆样细胞聚集。免疫组化显示：CK（-）、Vimentin（+）、LAC（少量细胞+）、CD138（+）、Kappa（+）、Lamda（-）、EMA（+）、S100（-）、Ki-67（约5%）、P63（-）、HMB-45（-）、CD68（少量细胞+）、CK7（-）、CD56（-）、TTF1（-）、CD34（-）、GFAP（-）、SMA（-）。结合上述形态及免疫组化倾向于骨外浆细胞瘤，但活检组织有限，需要鉴别伴浆细胞分化的淋巴瘤等其他肿瘤性病变。进一步多中心病理会诊，考虑肿瘤增殖活性低，未见轻链限制性重排，进一步 PCR-Ig 基因检测未获得克隆性重排，目前诊断骨髓瘤及淋巴瘤依据不足。半月余前，患者再次行支气管镜检查取活检，送检多家中心病理会诊，均未能得出一致性诊断，为进一步诊治收入我科。患者自发病以来，无骨痛、关节痛、皮疹，无发热、盗汗，无体重下降。

入院后完善相关检查，血常规：WBC 8.66×10^9/L，Hb 148g/L，PLT 349×10^9/L，中性粒细胞70.5%；ESR 5mm/h；免疫球蛋白：IgG 13.6g/L（正常参考值6.94～16.18 g/L），IgA 3.54g/L（正常参考值0.7～3.8 g/L），IgM 0.496g/L（正常参考值0.6～2.63g/L），血κ轻链1250mg/dl（正常参考值574～1276mg/dl），血λ轻链427mg/dl（正常参考值269～638 mg/dl），尿κ轻链＜1.85mg/dl，尿λ轻链＜5mg/dl；血、尿免疫固定电泳未见单克隆条带；血 β_2-微球蛋白：1.9mg/L（正常参考值0.8～1.8 mg/L）；血乳酸脱氢酶（LDH）：192U/L；骨髓细胞形态学：骨髓有核细胞增生活跃，粒系细胞占58%，形态及比值无特殊；红系细胞占23.5%，各期可见淋巴细胞、单核细胞、浆细胞、网状细胞均未见特殊情况；巨核细胞增生活跃，产板型巨核细胞占44%，散在及成堆血小板易见。骨髓流式细胞术（FCM）未见明显异常浆细胞。骨髓基因检测：B淋巴瘤克隆性基因重排监测结果为阴性，*MYD88 L265P* 突变阴性。骨髓染色体：46，XY，16qh＋［15］。骨髓活检病理：送检骨髓长度约0.5cm，可见三系细胞，比例尚可，未见明确异型细胞克隆性增生。

问题1　如何进行诊断？从哪里取材合适？

患者为青年男性，临床以胸闷气短为主要表现，无骨痛表现，化验检查无单克隆M蛋白，骨髓检查未见明显异常，CT及支气管镜下可见支气管壁增厚及新生物，多次行支气管镜取病理活检，送检多家中心病理会诊，病理能否诊断浆细胞瘤或者伴浆细胞分化的淋巴瘤存在争议；同时患者为年轻患者，对明确诊断有强烈要求。因此，为明确全身病变累及情况，寻找有可能再次活检的最佳病灶，予PET-CT检查，结果显示：气管下段及左右主支气管、左肺下叶背段支气管管壁增厚，伴代谢增高，考虑恶性病变可能性大。纵隔多发淋巴结，部分伴代谢轻度增高，不除外转移；双侧颈部及颏下多发淋巴结，部分伴代谢增高，炎症与转移待鉴别；下鼻甲后方软组织密度影代谢增高，鼻咽、口咽部代谢弥漫性增高；贲门部代谢增高；T7椎体代谢增高。

进一步完善胸椎MR检查，结果提示：气管隆突周围见软组织肿块影，包绕气管、支气管，左主支气管狭窄，范围约3.1cm×4.3cm×5.2cm。鼻咽MRI提示双侧鼻咽部病变，右侧下鼻甲下方占位（图6-1）。考虑取材难易度，于2019年

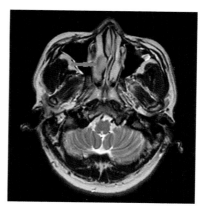

图6-1　患者鼻咽MRI检查可见鼻咽部病变

6月25日行鼻内镜检查，镜下显示右侧鼻底可见肿物隆起、血管丰富。

右侧鼻底肿物病理结果：（鼻咽部）活检：倾向于浆细胞瘤。分子病理学检查结果：原位杂交-κ（＋）、原位杂交-λ（－）。免疫组化结果：CD138（＋）、CD38（－）、CD56（－）、Ki-67（个别＋）、

κ轻链（+）、λ轻链（-）、CD20（-）、CD3（-）、MUM-1（+），PCR-Ig基因检测阴性；形态上符合浆细胞瘤表现。

经过多次院内外专家讨论，结合患者PET-CT、MRI及病理检查，考虑患者髓外浆细胞瘤诊断明确。

问题2　髓外浆细胞瘤是何种疾病？如何治疗？

髓外浆细胞瘤（extramedullary plasmacytoma，EMP）是一种发生于髓外的少见的浆细胞瘤，可发生于骨髓瘤初诊（原发髓外浆细胞瘤）或复发（继发髓外浆细胞瘤）时，其中原发髓外浆细胞瘤占浆细胞瘤的1.9%～19.6%，继发髓外浆细胞瘤占2.1%～24%，伴随PET-CT、MRI等影像学检查技术的应用和骨髓瘤患者存活时间的延长，EMP在临床的发病率逐步增加。临床中伴EMP的多发性骨髓瘤（MM）好发于年轻患者及IgD型和非分泌型骨髓瘤，常见的受累部位包括淋巴结、肝、扁桃体、皮肤、中枢神经系统、肾、血液、头颈部，胃肠道、呼吸道、睾丸等其他部位也有受累报道，无骨髓受累的EMP文献报道的常见发病部位为头颈部。EMP的具体发病机制尚不明确，目前认为是基因突变与过表达、细胞遗传学异常、微环境变化等多因素作用结果，其中 TP53、NRAS、KRAS、BRAF、FAM46C 等基因突变，C-myc易位与EMP发生相关；FISH检查显示13q缺失、t（4；14）及17p缺失是EMP最常见的细胞遗传学异常；微环境中参与黏附及血管形成的相关因子包括CD56、CXCR4、P选择素、VEGF及参与肿瘤侵袭的相关因子基质金属蛋白酶1（MMP-1）、成纤维细胞生长因子（FGF）、血小板源性生长因子（PDGF）、趋化因子受体7（CCR-7）及白细胞介素6（IL-6）等表达异常与EMP

的发生相关。

目前，研究显示无骨髓受累的髓外浆细胞瘤，临床预后相对较好，主要的治疗方法为局部放疗和化疗。化疗多用于肿瘤直径较大、侵袭性强，伴多发受累的患者，采用MM的化疗方案，10年生存率可达60%；多项研究显示任何时间节点发生髓外受累的MM患者总生存期较无髓外受累者明显缩短，其中原发髓外浆细胞瘤对化疗、放疗及自体造血干细胞移植（ASCT）治疗方案敏感，继发髓外浆细胞瘤，尤其是ASCT治疗后复发者预后更差，中位生存期小于1年。伴髓外受累的MM治疗目前无标准治疗方案，治疗手段包括，①放疗与手术治疗：对于原发髓外孤立的浆细胞瘤且无骨髓受累的患者，局部放疗敏感性高，推荐剂量40～50Gy；对于伴EMP的骨髓瘤患者，治疗推荐化疗联合ASCT，对于局部压迫症状较重者可考虑联合放疗或手术治疗；②化疗/ASCT：对原发浆细胞白血病或伴EMP的MM患者，化疗方案推荐三药联合治疗，诱导治疗阶段推荐RVD（来那度胺、硼替佐米、地塞米松）×4周期或KVD（卡非佐米、硼替佐米、地塞米松）×4周期；对于初始治疗时肿瘤负荷较重或初始治疗2周期未达PR的患者，可考虑V（K）-RD-PACE（硼替佐米或来那度胺+顺铂、表阿霉素、环磷酰胺、足叶乙苷）×2周期；对于适合移植的患者，可进行包含高剂量马法兰的自体造血干细胞移植方案，移植后未达CR的患者可予RVD、KVD×4周期；不适合移植的老年患者，巩固治疗阶段可予RVD×8周期或KVD×8周期；维持治疗阶段推荐蛋白酶体抑制剂联合免疫调节剂；③新药治疗：CD38单抗、SLAMF7单抗、选择性核输出（XP0-1）抑制剂、检查点抑制剂及CART治疗在EMP患者中的疗效正在进行临床试验观察中。

问题3 该病与伴浆细胞分化的黏膜相关淋巴组织结外边缘区淋巴瘤如何进行鉴别?

诊断方面，本病需要与感染所致反应性浆细胞增生及惰性淋巴瘤，如黏膜相关淋巴组织淋巴瘤（MALT淋巴瘤）伴浆细胞分化相鉴别。主要鉴别点：MALT淋巴瘤可见小到中等大小的淋巴细胞浸润，散在浆细胞分布，瘤细胞表达B细胞标记（CD19、CD20、CD79a），常伴有特异染色体t（11；18）改变；而髓外浆细胞瘤形态学上以浆细胞增生为主，可表达CD79a、VS38C，强表达CD138，CD19常阴性。

治疗过程：

本例患者骨髓穿刺检查未见明显异常，PET-CT可见多部位受累，存在化疗指征，予PD方案化疗4周期，复查鼻咽部MRI提示病变较前缩小（图6-2），考虑治疗有效，目前仍在化疗中，需进一步随访观察治疗效果。

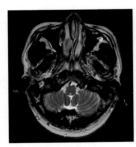 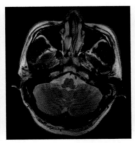 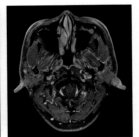

治疗前　　　　　　　治疗2周期后　　　　　　治疗4周期后

图6-2　治疗前后鼻咽部MRI变化

本例病例的启示：

髓外浆细胞瘤常发生于年轻患者，诊断方面需与反应性浆细胞增多及淋巴瘤伴浆细胞分化进行鉴别诊断，PET-CT检查在髓外浆细胞瘤的诊断及疗效监测和随访中具有重要意义，治疗方面无标准治疗方案，无骨髓受累患者预后良好，伴MM的EMP患者预后差。治疗推荐化疗联合自体造血干细胞移植。

作者单位：北京大学第三医院

参 考 文 献

［1］Short K D，Rajkumar S V，Larson D，et al. Incidence of extramedullary disease in patients with multiple myeloma in the era of novel therapy，and the activity of pomalidomide on extramedullary myeloma［J］. leukemia，2011，25（6）：906-908.

［2］Department of Hematology. How I treat extramedullary myeloma［J］. Blood，2016，127（8）：971-976.

［3］Qian Zhu. Establishment of an innovative staging，system for extramedullary plasmacytoma［J］. BMC Cancer，2016，16：777-786.

［4］Leo Rasche. Features of extramedullary myeloma relapse：high，proliferation，minimal marrow involvement，adverse，cytogenetics：a retrospective single-center study of 24 cases［J］. Ann Hematol，2012，91（7）：1031-1037.

［5］Manisha Bhutani. Extramedullary multiple myeloma，Leukemia，2020，34：1-20

［6］Renu Sukumaran，Extramedullary Plasmacytoma of the Trachea［J］. Head Neck Pathol，2014，8（2）：220-224.

［7］Sagar Lonial. How I treat high-risk myeloma［J］. Blood，2015，126（13）：1536-1543.

7 "浆来由尔"

——记1例与众不同的多发性骨髓瘤

文/田 颖 刘爱军

病例介绍：

患者女性，54岁，主诉：乏力半年余，加重1个月。

患者半年前（2018年10月）劳累后出现乏力，活动耐力下降，无其他伴随症状，未就诊。近1个月余（2019年2月）自觉上述症状较前加重，不伴有头痛、眩晕，无视物模糊，无发热。同时伴尿中泡沫增多，尿量如常，无尿急尿痛，无尿色加深，无夜尿增多。无双下肢水肿，不伴骨痛等。

患者就诊于当地医院，查血常规提示严重贫血（血红蛋白35g/L），并伴有白细胞计数减少（2.71×10⁹/L），遂给予输悬浮红细胞共1600ml对症支持治疗，同时完善骨髓细胞学检查及免疫固定电泳，提示存在单克隆浆细胞及克隆性免疫球蛋白存在，考虑诊断"多发性骨髓瘤"，未给予治疗。患者为行进一步诊治，收入我科。

患者自发病以来，精神、睡眠、食欲尚好，小便量约1500 ml/d，伴少量泡沫，大便如常，体重无明显改变。体格检查：生命体征平稳，贫血貌，巩膜无黄染，浅表淋巴结未及肿大。胸骨无压痛。双肺未闻及干湿啰音。心律齐。腹软，肝脾未及肿大。脊柱关节无压痛。血常规：WBC 1.77×10⁹/L，N 30.5%，淋巴细胞（L）55.9%，Hb 64g/L，PLT 121×10⁹/L，网织红细胞（RET）1.46%；白细胞手工分类：中性杆状核粒细胞2%，中性分叶核粒细胞31%，淋巴细胞57%；生化全项：TP 60.8g/L，ALB 36.8g/L，球蛋白（GLB）24.0g/L，高密度脂蛋白（HDL）0.7nmol/L，低密度脂蛋白（LDH）137U/L，血肌酐（Cr）51.3μmol/L，血钙浓度2.16μmol/L；贫血组合、溶血等检查提示血清铁蛋白（SF）464.7ng/ml，叶酸（Fol）、维生素 B_{12}、Coomb stest、CD55/CD59均正常；凝血四项：纤维蛋白原（Fbg）155.3mg/dl，D-二聚体定量4.75mg/L，余正常；肿瘤标志物、自身抗体、甲状腺功能及风湿、类风湿等指标均正常；感染相关指标：真菌-D葡聚糖检测、GM试验、EBV、CMV、咽拭子细菌培养、真菌、抗酸染色、PCT、HIV、梅毒螺旋体（TP）、微小病毒B19均阴性。血 β_2-微球蛋白：3.62mg/L。M蛋白鉴定：SPE：免疫固定电泳（IFE）：M成分IgG-κ；M蛋白800mg/dl；IgG 1210mg/dl，IgA 36.3mg/dl，IgM 38.9mg/dl，血κ轻链1340mg/dl，尿κ轻链55.2mg/dl；24小时尿κ轻链385mg；血清游离轻链：Fκ 627.5mg/L，Fλ 5.97mg/L，Fκ/Fλ 105.1089。骨髓穿刺：骨髓增生活跃，$M/E=6.83$，浆细胞占28.0%，均为原幼浆细胞，淋巴细胞占24.0%，其中可疑异常淋巴细胞21.0%，红系细胞占6.0%；免疫分型（BM）：CD45dimCD38st的细胞约占有核细胞的12.5%，表达CD38、CD138、CD269（约占异常细胞的87.6%）、κ轻链，部分细胞表达CD56、CD117，不表达CD19，为异常的单克隆浆细胞；淋巴细胞约占有核细胞29.3%，其中CD3⁺细胞约占淋巴细胞的98.4%，CD3⁺CD4⁺细胞与CD3⁺CD8⁺细胞比值约为0.1；基因突变（BM）：IGH、IGK克隆性重排阳性。

FISH检查：IGH基因位点缺失阳性，1q21基因位点扩增阳性（19%），余阴性。PET-CT：可见多根肋骨、骶骨、右侧髂骨、右侧耻骨、左侧坐骨骨质密度增高灶，均不伴异常代谢活性；另见多个椎体、胸骨、骨盆代谢活性增高灶，SUV_{max} 5.0，部分可见骨质密度减低；甲状腺双叶体积增大，双叶低密度结节，伴代谢活性增高，以左叶结节为著，SUV_{max} 6.2。

问题1 该患者能否诊断多发性骨髓瘤？

后续外周血相关免疫表型及基因检测结果如下：外周血提示部分淋巴细胞可见形态异常，外形不规则，胞质量少，部分可见成簇紫红色颗粒；流式细胞学：$CD3^+CD5dim$的淋巴细胞占有核细胞64.7%，表达CD2、cCD3、CD7、CD8、TCRα，部分细胞表达CD57，不表达CD4，考虑为异常T淋巴细胞，符合大颗粒T淋巴细胞白血病（T-LGLL）表型；同时TCRB基因重排：TCRBA（+）、TCRBB（+）、TCRBC（+），流式细胞学证明TCR Vβ：表达TCR Vβ-2的细胞占$CD3^+CD5dim$T淋巴细胞的55.77%，比值增高。

结合美国国家综合癌症网络（NCCN）关于大颗粒T淋巴细胞白血病的诊疗指南，考虑该患者异常T淋巴细胞绝对计数大于800～2000/L；骨髓流式细胞学：$CD3^+CD4^+/CD3^+CD8^+=0.1$，比值明显减低，外周血流式细胞学提示$CD3^+CD5dim$的淋巴细胞占有核细胞64.7%，表达CD2、cCD3、CD7、CD8、TCRα，部分细胞表达CD57，不表达CD4；外周血基因提示TCRB基因重排TCRBA（+）、TCRB B（+）、TCRB C（+），外周血TCRVβ比值56.9%，明显升高。同时患者合并存在单克隆浆细胞大于10%，M蛋白阳性，贫血及溶骨性病变，血清游离轻链比值大于100，符合症状性多发性骨髓瘤诊断。

诊断：多发性骨髓瘤合并大颗粒T淋巴细胞白血病。

问题2 该患者应如何治疗？

适合干细胞移植的多发性骨髓瘤多采用含硼替佐米和/或来那度胺的三药诱导治疗，序贯自体干细胞移植，建议最佳疗效达到≥非常好的部分缓解（VGPR）甚至微小残留病变（MRD）阴性，后续巩固维持治疗。大颗粒T淋巴细胞白血病一线治疗为免疫抑制剂治疗，包括环磷酰胺、甲氨蝶呤、环孢素；治疗目标多为改善临床症状，而不是完全缓解。综合两病，本患者后续接受了5个疗程VCD（硼替佐米、环磷酰胺、地塞米松）治疗，其间治疗过程顺利，没有发生3级以上血液学毒性不良反应。2019年10月进行疾病评估，血常规：WBC $5.89×10^9$/L，N 61.3%，L 29.2%，Hb 138g/L，PLT $147×10^9$/L，RET 4.43%；生化全项：TP 64.0g/L，ALB 41g/L，GLB 23.0g/L。骨髓穿刺：原幼浆细胞1.5%；异常淋巴细胞21%；流式细胞学证实淋巴细胞表型正常，仍有单克隆浆细胞存在。外周血TCR Vβ比值8.6%，较前明显降低；TCRB基因重排（-）。M蛋白鉴定：血尿IFE（+），M蛋白：400mg/dl，IgG 641mg/dl，尿κ轻链＜1.85mg/dl，异常的血清轻链（FLC）比值：1.35（差值减低＞90%）。疗效评估：MM：部分缓解（PR）；T-LGLL：PR。

问题3 两种恶性克隆性疾病的相关性？

5%～10% T-LGLL伴发多克隆免疫球蛋白升高，10%～20%

T-LGLL伴发MGUS，部分患者还可伴发实体肿瘤。T-LGLL对异常免疫球蛋白分泌的下调障碍导致出现自身抗体、克隆性B细胞增殖。克隆性浆细胞分泌IL-6等炎症因子，是T-LGLL的发病机制之一。T-LGLL与MM谁是因谁是果，目前尚不能明确；亦可能疾病起源于更早克隆，兼具T细胞异常、B细胞异常。

后期治疗及预后：

患者拒绝自体干细胞移植目前采用来那度胺、环磷酰胺、地塞米松的后续治疗中。疾病仍处于PR状态。

本例病例的启示：

患者的贫血可能不是一个疾病所致。当严重贫血，但多发性骨髓瘤肿瘤负荷并不重，应当思考其他疾病的存在。本例患者骨髓克隆性浆细胞并不高，但严重贫血，外周血存在异常淋巴细胞，同时淋巴细胞胞质中存在粗大颗粒，经进一步流式细胞学、基因检测确诊为合并大颗粒T细胞白血病。大颗粒T细胞白血病治疗以糖皮质激素、免疫抑制剂为主；多发性骨髓瘤多采用蛋白酶体抑制剂、免疫调节剂、糖皮质激素治疗。综合两病，患者接受了VCD方案治疗，取得了很好的疗效。

作者单位：首都医科大学附属北京朝阳医院；首都医科大学血液病学系；北京多发性骨髓瘤医疗研究中心

参 考 文 献

［1］Steven M，Horwitz，Stephen M，et al. NCCN Guidelines Insights：T-Cell Lymphomas，Version 2. 2018［J］. Journal of the National Comprehensive Cancer Network Jnccn，2018，16（2）：123-135.

［2］Prochorec-Sobieszek, Monika. Advances in diagnosis and treatment of large granular lymphocyte syndrome ［J］. Current Opinion in Hematology, 2011, 18 (1): 55-62.

［3］Houfang, Sun, Sheng, et al. Dysfunction of immune system in the development of large granular lymphocyte leukemia. ［J］. Hematology (Amsterdam, Netherlands), 2018.

［4］M Hasib Sidiqi, Aljama, Mohammed A, et al. T cell large granular lymphocytic leukemia and plasma cell Disorders ［J］. Haematologica. 2018, 103.

［5］Cheng, Jihua Talamo, Giampaolo, et al. Report of 6 Cases of Large Granular Lymphocytic Leukemia and Plasma Cell Dyscrasia ［J］. Clinical Lymphoma Myeloma and Leukemia, 2014, 14 (5): 169-172.

［6］Dearden C. Large granular lymphocytic leukaemia pathogenesis and management ［J］. British Journal of Haematology, 2011, 152 (3): 273-283.

⑧ 反复血尿，何故？

——谨小慎微层层深入剥开淀粉样变性多系统受累的神秘面纱

文/马 玲 路 瑾

病例介绍：

患者男性，47岁，主诉：间断血尿9个月，咯血5个月。

患者2016年6月起开始反复出现肉眼血尿，未重视，2016年10月新发咯血，当地医院检查，血常规未见异常；凝血功能检查：D-二聚体0.76mg/L；免疫：IgA、IgG、IgM减低，余阴性[抗中性粒细胞胞质抗体（ANCA）、抗肾小球基膜（GBM）抗体]；肿瘤指标：阴性；3次咽拭子培养：阴沟肠杆菌阳性；胸部CT：右肺上叶磨玻璃影，双肺散在肺大疱；泌尿系统彩色超声检查：前列腺钙化灶，膀胱未见明显异常；支气管镜及膀胱镜检查可见少许炎症，余无特殊。外院诊断：肺部感染，予抗感染治疗后出院。2016年12月再发血尿，膀胱CT：膀胱顶壁增厚，强化；腹主动脉旁多发小淋巴结。膀胱镜：膀胱三角后区至膀胱后壁可见4cm×4cm菜花样肿物。病理检查：尿路上皮乳头状瘤样增生，局灶伴间质内大量嗜酸性粒细胞浸润。未特殊处理，症状缓解。2017年2月新发球结膜及口腔黏膜出血且过程中出现声音嘶哑。既往史与家族史：既往多发脂肪瘤27年；糖尿病14年；完全性右束支传导阻滞、窦性心动过缓病史20年，平素心率50～60次/分；阑尾切除术后30年。家族性窦性心动过缓史。查体：球结膜可见小出血斑，口腔左侧颊部黏膜可见散在出血斑。余无特殊。

问题1　患者反复多部位出血，原因何在？

患者为中年男性，病程中反复多部位出血，从机制入手，需鉴别血小板质和量的异常、凝血功能异常以及是否为血管因素所致，如遗传性毛细血管扩张症、过敏性紫癜、结缔组织病、小血管炎等。据此，完善相关检查，结果显示，凝血功能：全血细胞计数（CBC）：PLT计数正常；白细胞分类计数（DC）：PLT形态正常。PT、活化部分凝血活酶时间（APTT）、D-二聚体：正常；FⅦ因子66.4%，FX因子55.2%，FⅫ因子54.7%。甲周毛细血管数量与分布正常，无扩张；抗磷脂抗体综合征（APS）与SLE相关抗体、ANA等均阴性；2次检查ANCA与抗GBM抗体均阴性；患者无双下肢典型皮疹，无腹痛等临床表现，且起病前后无特殊用药史，因此多种可能性均一一排除。

其间两次检查提示IgA、IgM异常减低，IgG减低/正常；提示是否存在副蛋白相关性血管损伤，可能为浆细胞疾病、WM或冷球蛋白血症。继续检查，血尿IFE（-）；血清蛋白电泳（SPE）（-）；血清游离轻链（sFLC）：Free-κ 178mg/L，Free-λ 7.19mg/L，κ/λ比值为24.8；骨髓穿刺：形态：增生活跃，浆细胞占27.5%；免疫分型：CD38$^+$细胞占32.7%，表达CD138、CD56、CD117，不表达CD19、CD20，CD38$^+$细胞限制性表达κ轻链；骨髓穿刺病理检查：间质内散在一些浆样细胞浸润；免疫组化：CD38（+），κ轻链（+），λ轻链（-），约占40%。据此考虑浆细胞疾病。

问题2 是多发性骨髓瘤吗？

患者骨髓检查结果提示克隆性浆细胞明显增多，比例＞10%，是多发性骨髓瘤吗？因此完善相关检查，Hb：正常；生化：Scr/Ca/ALP正常；尿蛋白：阴性；PET-CT：未见骨质破坏；患者无高钙血症、肾功能障碍、贫血、骨骼疾病等骨髓瘤典型症状（又称为CRAB症状），无SLiM，诊断多发性骨髓瘤证据不足。且患者以多部位出血为主要表现，浆细胞异常克隆性增生，住院期间检查提示，窦性心动过缓进一步加重，心率最降至37次/分；超声心动图（UCG）：射血分数70.1%，室间隔基底部至中部最厚1.9cm，左室肥厚，左房扩大，左室舒张功能异常；心脏MR检查：间隔壁增厚，延迟期有强化。肌钙蛋白I（TnI）：正常；NT-pro-BNP：980.9pg/ml。需考虑原发性轻链型淀粉样变性。

原发性轻链型淀粉样变性是一种多系统受累的单克隆浆细胞疾病，其临床表现多样化，发病率较低，诊断困难，需满足：①具有受累器官的典型临床表现和体征；②血、尿中存在单克隆免疫球蛋白；③组织活检可见无定形粉染物质沉积，且刚果红染色阳性（偏振光下可见苹果绿双折光）；④沉积物经免疫组化、免疫荧光、免疫电镜或质谱蛋白质组学证实为免疫球蛋白轻链沉积；⑤除外多发性骨髓瘤、华氏巨球蛋白血症或其他淋巴浆细胞增殖性疾病等5条标准。因此临床上发现异常克隆性浆细胞、多系统受累，合并存在典型临床表现，如出血（包括出血性皮疹），病因不明的蛋白尿，活动性气短、晕厥等限制性心功能不全表现，巨舌等，需考虑淀粉样变性可能性，需积极完善病理检查方可明确。本例患者血尿起病，整个病程中出现咯血等症状，通过膀胱镜、支气管镜完善了相关黏膜病理检查，刚果红染色、免疫组化等均阴性，接着我们做了损伤较小的腹壁脂肪活检及骨髓活检，病理亦阴性。仔细分析本病例，患者典型心脏表现，心电图（ECG）所见窦性心动过缓、心脏超声所见室间隔肥厚、心脏MR所见延迟强化征均提示心脏受累，与家属充分沟通，在心血管内科的积极支持下，我们进行了心肌活检，虽过程凶险，患者出现了心脏压塞，经积极抢救后病情稳定，但最终病理检查结果终证实轻链型淀粉样变性的诊断（图8-1至图8-4），为进一步治疗提供的有力证据。

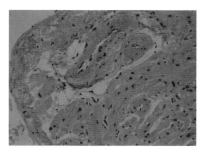

图8-1　心肌活检（光镜）
　　肌纤维排列紊乱伴萎缩，小动脉壁增厚

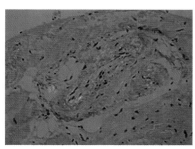

图8-2　心肌活检（刚果红染色）
　　阳性，分布于心肌纤维间隙及小动脉壁，偏振光下可见苹果绿双折光

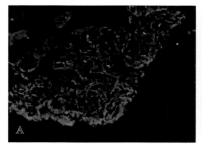

图8-3　心肌活检（免疫荧光）
A.κ轻链（＋＋）；B.λ轻链（－）

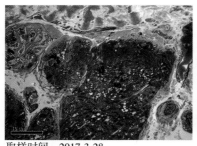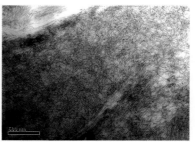

取样时间：2017-3-28
放大倍率：×3000

取样时间：2017-3-28
放大倍率：×60000

图 8-4 心肌活检（电镜）

心肌纤维萎缩，肌微丝排列紊乱，肌纤维之间及小动脉壁可见杂乱分布的细纤维结构，直径 8 ～ 12nm

问题3 骨髓浆细胞比例＞ 10% 能诊断原发性淀粉样变性吗？如何与骨髓瘤进行鉴别？

那么问题来了，骨髓浆细胞比例＞10% 能诊断为原发性淀粉样变性吗？答案是肯定的。2013 年、2015 年发表在 *J Clin Oncol* 的两篇文章以及 2019 年发表在 *Haematologica* 的一篇文章中，均提到原发性淀粉样变性中骨髓浆细胞比例＞10% 的患者占 16%、28%、38% 不等。梅奥医学中心在 2004 年、2003 年发表到 *Blood* 的文章显示有 10% 左右的原发性淀粉样变性患者的浆细胞比例甚至＞30%，同时梅奥医学中心证实与浆细胞比例＜10% 的单纯原发性淀粉样变性相比，骨髓浆细胞比例＞10% 的淀粉样变性总生存期（OS）更短，且不论在何种轻链型淀粉样变性的患者中，ASCT 均能改善 5 年生存率。我院 2006—2017 年 137 例确诊的原发性淀粉样变性的患者中，有 29.1% 骨髓浆细胞比例＞10%。

在骨髓浆细胞比例＞10%的患者中，MM与轻链型淀粉样变性的鉴别要点：①有无CRAB症状：多发性骨髓瘤多存在CRAB症状，而轻链型淀粉样变性则无；②肾损伤：MM中M蛋白在肾小管回吸收障碍，导致阻塞性肾功能不全，肌酐升高，蛋白尿以M蛋白为主。而轻链型淀粉样变性多为轻链蛋白沉积在肾基膜和/或血管内皮等处造成的肾病，以漏蛋白为主，因此尿蛋白为大量清蛋白；③流式细胞学：MM患者浆细胞大部分表型异常，以恶性克隆性浆细胞为主；而轻链型淀粉样变性中浆细胞部分表型正常，恶性程度没那么高。

治疗与转归：

患者因窦性心动过缓行永久性起搏器植入术，后给予BCD周方案化疗，3个疗程后评估血液学达非常好的部分缓解（VGPR），出血症状逐渐减轻；建议其行自体造血干细胞移植（ASCT），但患者拒绝，8个疗程后评估血液学达CR，之后继续给予BCD周方案化疗，共给予9个疗程化疗。现患者化疗结束，随访1年半，无出血症状。

作者单位：北京大学人民医院血液科；北京大学血液病研究所

参 考 文 献

［1］中国系统性淀粉样变性协作组，国家肾脏疾病临床医学研究中心. 系统性轻链型淀粉样变性诊断和治疗指南［J］. 中华医学杂志，2016，96（44）：3540−3548.

［2］Kourelis TV，Kumar SK，Gertz MA，et al. Coexistent multiple myeloma or increased bone marrow plasma cells define equally high-risk populations in patients with immunoglobulin light chain amyloidosis［J］. J Clin

Oncol, 2013, 31（34）: 4319-4324.

［3］D'Souza A, Dispenzieri A, Wirk B, et al. Improved Outcomes After Autologous Hematopoietic Cell Transplantation for Light Chain Amyloidosis: A Center for International Blood and Marrow Transplant Research Study［J］. J Clin Oncol, 2015, 33: 3741-3749.

［4］Minnema MC, Nasserinejad K, Hazenberg B, et al. Bortezomib based induction followed by stem cell transplantation in light chain amyloidosis: results of the multicenter HOVON 104 trial［J］. Haematologica, 2019.

［5］Dispenzieri A, Kyle RA, Lacy MQ, et al. Superior survival in primary systemic amyloidosis patients undergoing peripheral blood stem cell transplantation: a case-control study［J］. Blood, 2004, 103（10）: 3960-3963.

［6］Pardanani A, Witzig TE, Schroeder G, et al. Circulating peripheral blood plasma cells as a prognostic indicator in patients with primary systemic amyloidosis［J］. Blood, 2003, 101（3）: 827-830.

⑨ 轻链型淀粉样变性的二线治疗，何时开始？

文/刘 扬 路 瑾

病例介绍：

患者男性，61岁，主诉：反复口腔血疱5年余。

患者2014年7月开始无诱因反复出现口腔血疱，2015年8月症状加重，就诊当地医院查血常规：WBC 14.33×10^9/L，Hb 152g/L，PLT 181×10^9/L，给予局部治疗，无明显好转。2016年起开始反复出现眼周出血性皮疹，累及范围逐渐延伸至面部、耳周及前胸后背，逐渐感舌体肥厚、咬字不清。2017年12月末就诊，生化检查：TnI 0.038ng/ml，NT-proBNP 405.2 pg/ml，Scr 86.2 μmol/L，24小时尿蛋白总量0.38g，ALP及谷酰转肽酶（GGT）在正常范围；LDH：138U/L，免疫球蛋白IgA 0.62g/L（正常参考值0.7～4g/L）、IgM 0.34g/L（正常参考值0.4～2.3g/L）、IgG 7.7g/L（正常参考值8～15g/L），血清蛋白电泳未见异常，尿轻链定量在正常范围，血免疫固定电泳可见轻链λ型M蛋白阳性，尿免疫固定电泳可见轻链λ型M蛋白弱阳性，血清游离轻链：fκ 6.5mg/L；fλ 1432.5mg/L。超声心动图检查显示：室间隔厚度1.2cm，心脏MRI显示室间隔厚度1.3cm，伴延迟强化（斑马征）。骨髓涂片：形态浆细胞占10%，FCM：fλ限制性浆细胞占1.73%，CD138磁珠分选后的荧光原位杂交（FISH）检测提示t（11；14） （q13：q32），腹壁脂肪活检刚果红阳性，λ（＋＋），κ（－），电镜可见10nm杂乱纤维丝散在分布，结果符合淀粉样变性。

诊断：淀粉样变性（轻链λ型，Mayo2004分期Ⅱ期，Mayo2012分期Ⅱ期，累及心脏、皮肤）。

治疗经过：于2018年1～2月给予第一、第二疗程BCD周方案（硼替佐米、环磷酰胺、地塞米松）化疗。2018年3～4月给予第三、第四疗程BCD周方案化疗。患者血清游离轻链差值、NT-proBNP变化见图9-1。

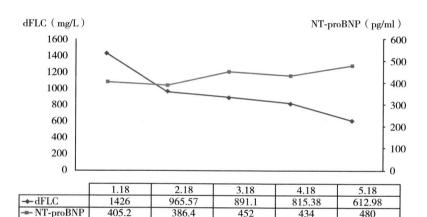

	1.18	2.18	3.18	4.18	5.18
◆—dFLC	1426	965.57	891.1	815.38	612.98
■—NT-proBNP	405.2	386.4	452	434	480

图9-1　患者血清游离轻链差值、NT-proBNP变化情况

问题1　是否需要调整治疗方案？

（1）淀粉样变性的治疗初始目标为血液学达到VGPR以上疗效，这样可以转化为更长的无进展生存期；仅仅获得PR的患者仅有8%后续获得器官功能的缓解，VGPR组达33%，CR组达59%。因此，只有血液学获得VGPR及以上的疗效才可能后续获

得器官功能的缓解。

（2）影响获得至少VGPR疗效的因素：①治疗方案选择。②早期疗效监测（硼替佐米为基础的治疗）。③细胞遗传学异常。

硼替佐米为基础的方案及自体造血干细胞移植是淀粉样变性的一线治疗推荐，相较于马法兰或免疫调节剂为基础的方案，获得更深程度缓解比例更高。

以硼替佐米为基础的治疗模式下，VGPR及以上疗效大部分在早期获得。北京协和医院李剑教授等回顾性分析2009—2016年122例接受硼替佐米为基础的治疗，发现1个疗程PR是预测最大疗效达到VGPR及以上的重要指标（$ORR = 39.750$；95% C：$10.904 \sim 144.907$；$P < 0.001$）。2015年，*British Journal of Haematology* 发表的指南提出，每个疗程评估血清游离轻链及M蛋白（1c级证据），3个疗程后治疗无效应该尽快选择替代方案，梅奥骨髓瘤分层和风险调整治疗（mSMART）共识指出，环磷酰胺＋硼替佐米/地塞米松（CyBorD）方案诱导治疗2个疗程后获得小于PR的疗效，需要考虑更换方案。

细胞遗传学也是影响获得疗效的重要指标，梅奥医学中心（Mayo clinic）及德国海德堡中心的数据均显示在接受硼替佐米为基础的治疗模式下，具有t（11；14）（q13；q32）是疗效不佳的重要因素，但这种不良预后可以被自体造血干细胞移植所抵消。

（3）游离轻链的基础水平及心脏受累的情况也是方案更换的参照因素。对于具备高游离轻链水平的患者以及心脏受累情况严重的患者，应早期积极调整方案，以"更快、更彻底"清除致病轻链。

综上所述，本例患者此时需要调整治疗方案。

问题2 更换治疗方案的选择有哪些？

目前，可以选择的治疗方案包括以硼替佐米为基础的治疗，以马法兰为基础的治疗，以免疫调节剂为基础的治疗以及自体造血干细胞移植。而自体造血干细胞移植需要满足以下条件：年龄≤70岁，体能状态评分ECOG≤2分，TnT＜0.06μg/L，收缩压≥90mmHg，eGFR≥30ml/min，纽约心脏病协会（NYHA）心功能分级1～2级，严重受累重要器官（肝、心脏、肾或自主神经）≤2个。自体造血干细胞移植的禁忌证包括TnT＞0.06μg/L，严重的自主神经病变，淀粉样物质导致的严重的胃肠道出血，严重的肾功能不全，年龄＞70岁，反复发作的有症状的淀粉样物质相关的胸膜渗出，ECOG＞2分。该患者拒绝接受自体造血干细胞移植，故未在早期进行干细胞采集及移植。

CD38单抗在二线治疗中显示出极好的疗效，在复发及难治性轻链型淀粉样变性中，CD38单抗单药治疗ORR 76%，VGPR及以上疗效实现率达60%。ANDROMEDA研究联合CD38单抗及CyBorD诱导治疗的初步数据在2019年国际骨髓瘤工作组（IMWG）会议上报告为ORR 96%，VGPR及以上疗效实现率达82%。

具有t（11；14）（q13；q32）异常的患者，使用Bcl-2抑制剂venetoclax有报道可以获得良好效果。

后期治疗及预后：

2018年7月调整为MD方案（马法兰、地塞米松），连续治疗3个疗程，但监测血清游离轻链无明显下降。2019年3月1日开始服用venetoclax，口服逐渐增加至400mg，每天1次，治疗后血清游离轻链及NT-proBNP变化见图9-2。

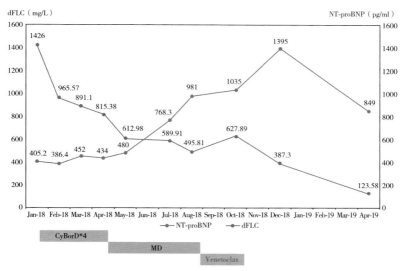

图9-2　治疗过程中患者血清游离轻链及NT-proBNP变化趋势

本例病例的启示：

对于轻链型淀粉样变性，硼替佐米为基础的治疗模式下，最大疗效发生在早期。因此早期密切监测血清游离轻链差值的变化非常重要，对于2个疗程后未能达到部分缓解且游离轻链水平较高、心脏受累较重的患者，应该尽快更换为二线方案。预测硼替佐米疗效的重要指标包括初诊骨髓荧光原位杂交是否存在t（11；14）（q13；q32）及早期疗效。

作者单位：北京大学人民医院血液科；北京大学血液病研究所

参 考 文 献

［1］Eli Muchtar，Angela Dispenzieri，Nelson Leung，et al. Depth of Organ Response in AL Amyloidosis Is Associated With Improved Survival：Grading the Organ Response Criteria［J］. Leukemia，2018，32（10）：2240-2249.

［2］Angela Dispenzieri，Francis Buadi，Shaji K Kumar，et al. Treatment of Immunoglobulin Light Chain Amyloidosis：Mayo Stratification of Myeloma and Risk-Adapted Therapy（mSMART）Consensus Statement［J］. Mayo Clin Proc，2015，90（8）：1054-81.

［3］Ashutosh D Wechalekar，Julian D Gillmore，Jenny Bird，et al. Guidelines on the Management of AL Amyloidosis［J］. Br J Haematol，2015，168（2）：186-206.

［4］Kai-Ni Shen，Jun Feng，Xu-Fei Huang，et al. At Least Partial Hematological Response After First Cycle of Treatment Predicts Organ Response and Long-Term Survival for Patients With AL Amyloidosis Receiving Bortezomib-Based Treatment［J］. Ann Hematol，2017，96（12）：2089-2094.

［5］E Muchtar，A Dispenzieri，S K Kumar，et al. Interphase Fluorescence in Situ Hybridization in Untreated AL Amyloidosis Has an Independent Prognostic Impact by Abnormality Type and Treatment Category［J］. Leukemia，2017，31（7）：1562-1569.

［6］Tilmann Bochtler，Ute Hegenbart，Christina Kunz，et al. Translocation t（11；14）Is Associated With Adverse Outcome in Patients With Newly Diagnosed AL Amyloidosis When Treated With Bortezomib-Based Regimens［J］. Journal of clinical oncology，2015，33（12）：1371-8.

［7］Richa Manwani，Darren Foard，Shameem Mahmood，et al. Rapid Hematologic Responses Improve Outcomes in Patients With Very Advanced（Stage Ⅲb）Cardiac Immunoglobulin Light Chain Amyloidosis［J］. Haematologica，2018，103（4）：e165-e168.

［8］中国系统性淀粉样变性协作组，国家肾脏疾病临床医学研究中心. 系统性轻链型淀粉样变性诊断和治疗指南［J］. 中华医学杂志，2016，

96（44）：3540-3548.

［9］Gregory P Kaufman，Stanley L Schrier，Richard A Lafayette，et al. Daratumumab Yields Rapid and Deep Hematologic Responses in Patients With Heavily Pretreated AL Amyloidosis. Blood，2017，17；130（7）：900-902.

［10］Nelson Leung，Stephan D Thomé，Angela Dispenzieri. Venetoclax Induced a Complete Response in a Patient With Immunoglobulin Light Chain Amyloidosis Plateaued on Cyclophosphamide，Bortezomib and Dexamethasone［J］. Haematologica，2018，103（3）：e135-e137.

10 一例罕见复合型肿瘤

——血管免疫母细胞性T细胞淋巴瘤伴浆母细胞性淋巴瘤

文/杨　萍　景红梅

病例介绍：

患者男性，61岁，主诉：发现全身淋巴结反复肿大一年余。

患者1年以前（2009年4月）无意间发现全身多发肿块，最大约为鸡蛋大小，质地韧，活动度尚可，偶有夜间盗汗，就诊于外院检查，全身淋巴结超声提示颈部、腋下、腹股沟多发淋巴结肿大，结构欠清晰，腹部超声提示肝脾轻度肿大，血常规检查提示三系细胞计数减低；行腹股沟淋巴结活检，免疫组化显示：Ki-67 35%（+），CD21（滤泡+），CD3（T区+），CD20（生发中心+），CXCL13（少数+），CD30（个别+），CD7（少数+），Bob1（少数+），CD15（-），OCT2（-），EBER（个别+）；病理诊断：（腹股沟）淋巴结反应性增生，考虑EB病毒感染所致，未予诊治，3个月后淋巴结逐渐自行缩小，复查血常规三系细胞计数恢复正常范围。1个月前（2010年3月）患者再次出现颈部、腋下、腹股沟多发肿块，最大直径4cm，质韧，包块进行性增大，未予就诊。10天前（2010年4月）患者无诱因出现剑突下饱胀感，餐后明显，逐渐出现弥漫上腹饱胀不适，外院B超示：腹腔大血管周围多发肿大淋巴结，腹腔积液，全身发射型计算机体层成像

（ECT）提示颈部双侧软组织、双侧锁骨下、腋窝、肺门、纵隔内部分胸椎、腹腔血管周围、肠系膜周围、腹股沟区异常葡萄糖代谢活跃病灶，双侧胸腔积液，为进一步治疗就诊于我院。患者自发病以来，近半年体重下降3kg。

入院后相关检查：血常规 WBC 2.66×10^9/L（↓），Hb 98g/L（↓），PLT 101×10^9/L（↓），N 69.5%；ESR 70mm/h（↑），血β$_2$-微球蛋白：4.3mg/L（↑）（正常参考值0.8～1.8mg/L）；Cr：184μmol/L（↑）；ALB：34g/L（↓）；LDH：392U/L（↓）；血IgG：24.4g/L（↑）（正常参考值6.94～16.18g/L）；IgA：3.17g/L（正常参考值0.7～3.8g/L）；IgM：0.61g/L（正常参考值0.60～2.63g/L）；IgE：2500IU/ml（↑）（正常参考值≤100IU/ml）；血κ轻链：2490mg/dl（↑）（正常参考值574～1 276mg/dl）；λ轻链1820mg/dl（↑）（正常参考值269～638mg/dl）；尿κ轻链：1.2mg/dl（正常参考值≤1.85mg/dl）；λ轻链：34mg/dl（↑）（正常参考值≤5mg/dl）。

骨髓穿刺检查：形态学骨髓有核细胞增生活跃，粒系细胞占62%，部分可见中毒颗粒；红系细胞占22.5%，未见原始红细胞；浆系细胞增多，占7%，幼浆细胞占1%，成熟浆细胞占6%，偶见噬血；FCM显示淋巴细胞占有核细胞2.37%，其中T细胞占88.5%，表达CD2、CD3、CD5、CD7，CD4/CD8＝0.82，B细胞占5%，表达CD19，κ/λ＝0.98，淋巴细胞比例不高，未见明显异常淋巴细胞克隆。骨髓病理活检显示浆细胞比例略高，VS38C（少量＋），CD138（＋），κ（NS），λ（NS）。

再次取颈部淋巴结活检：Ki-67（60%＋），CD3（多量＋），CD20（灶性＋），CD79（a＋），CD30（多量＋），VS 38c（＋），CD138（少量＋），CD21FDC（＋），EBER（－），CD68（－），Bcl-2（－），ALK（－），CD15（－），CD4（－），CXCL13（－），EMA（－），CK（－），

淋巴结活检形态及蛋白水平支持血管免疫母细胞性T细胞淋巴瘤（angioimmunoblastic T-cell lymphoma，AITL），并可见多量非典型性的浆细胞增生（图10-1）。

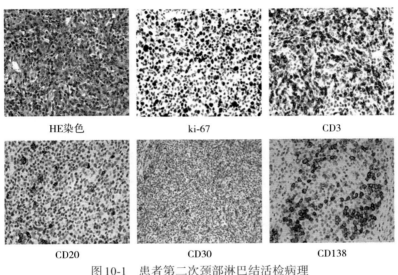

| HE染色 | ki-67 | CD3 |
| CD20 | CD30 | CD138 |

图10-1　患者第二次颈部淋巴结活检病理

腹腔积液送检流式细胞学检查：T细胞占有核细胞48.3%，表达CD3、CD5，CD4/CD8＝2.56；B细胞占有核细胞39.84%，表达CD19、CD38，κ/λ＝1.2，Ki-67$^+$37.29%，少部分表达CD138、CD22，不表达κ、λ、CD4、CD8、CD3、CD23、CD5、CD20、FMC7、CD25、CD10、CD56、CD11C、CD103，为多克隆向浆细胞转化的B细胞。可见39.84%（占有核细胞的比例）增殖指数高的向浆细胞转化的B细胞，但为多克隆，需结合病理检查和临床表现确定良恶性。

腹腔积液沉渣病理学检查：免疫组化显示：Ki-67（60%＋），CD2（少量＋），CD3（＋），CD5（少量＋），CD7（少量＋），CD56（－），

CD20（-），CD79a（-），Bcl-6（-），EBER（-），HHV-8（-），CK（混-），EMA（-），CD38（+），κ轻链（+），λ轻链（++），CD138（-），Vs38c（+），PAX5（-），MUM-1（+），腹腔积液中形态学及蛋白水平可见明显的大量肿瘤性浆细胞样细胞增生，支持为恶性肿瘤，考虑为在AITCL基础上浆细胞恶性转化，表现为渗出性淋巴瘤改变的浆母细胞性淋巴瘤（PBL），恶性度较高（图10-2）。

诊断：①非霍奇金淋巴瘤（NHL），血管免疫母细胞性T细

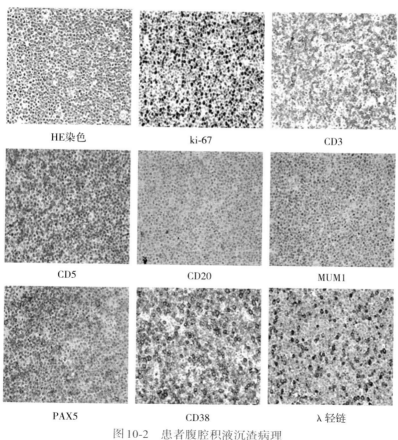

图10-2　患者腹腔积液沉渣病理

胞淋巴瘤，Ⅳ B 期；②非霍奇金淋巴瘤，浆母细胞性淋巴瘤。

问题1 血管免疫母细胞性 T 细胞淋巴瘤为何种疾病？如何治疗？

血管免疫母细胞性 T 细胞淋巴瘤（AITL）属成熟 T 细胞来源的淋巴瘤，目前认为起源于滤泡样辅助 T 细胞（Tfh 细胞），占 T 细胞淋巴瘤的 15% ～ 20%，NHL 的 1% ～ 2%。典型组织学表现为"鹿角状"高内皮小静脉增生、淋巴结外脂肪侵犯伴边缘窦扩张残存，免疫组化染色显示肿瘤具有 Tfh 细胞免疫表型（如 PD1，ICOS，CD10，Bcl-6，CXCL13，SAP 和 CCR5 等）及滤泡外滤泡树突状细胞（FDC）显著增生（CD21、CD23 及 CD35），散在免疫母细胞部分形态可呈"R-S"样，并常表达 B 细胞标志物（CD20，PAX5 等），可表达 CD30；表观遗传学检测发现 AITL 患者具有较高的 *TET2*、*IDH2*、*DNMT3A* 突变发生，*G17V*、*RHOA* 基因突变发生于 50% ～ 70% AITL 患者，其与表观遗传学异常的协同作用在 AITL 的发生及发展中起重要作用，*TET2* 及 *RHOA* 突变认为是 AITL 预后不佳的因素；临床表现呈侵袭性，以发热、全身淋巴结肿大、肝脾肿大、皮肤损害、贫血和高 γ 球蛋白血症等为特征，部分患者可合并自身免疫性疾病。

治疗方面，参照外周 T 细胞淋巴瘤（PTCLs）治疗方案进行选择，目前缺乏标准一线治疗方案，推荐首选临床试验，对于年轻患者可考虑强化治疗联合自体造血干细胞移植，对于复发难治患者可予二线治疗或新药治疗，新药治疗包括：①组蛋白脱乙酰酶抑制剂（HDACi）：西达苯胺为国产 HDACi，单药对于 AITL

有效率为50%，目前已有西达苯胺联合CHOPE、GDP、DA-EPOCH及节拍方案等多方案用于复发难治PTCLs治疗的报道；②利妥昔单抗：利妥昔单抗用于AITL治疗的效果取决于肿瘤微环境中B细胞的数量，Ⅱ期临床试验显示R-CHOP方案（利妥昔单抗、环磷酰胺、阿霉素、长春新碱、泼尼松）治疗AITL患者，客观缓解率（ORR）80%，CR率44%，2年总生存率为62%；③硼替佐米：硼替佐米联合CHOP-21方案治疗进展期的PTCLs的Ⅱ期临床研究，其中8例患者为AITL，结果显示，治疗CR率为65%，ORR为76%，3年无进展生存率和总生存率分别为35%和47%，但该方案复发率较高，需进一步研究；④来那度胺：来那度胺单药治疗复发难治的PTCLs的临床研究，总有效率为22%；其中AITL患者占31%，CR率为15%）；⑤阿扎胞苷（AZA）：表观遗传学在AITL的发生中起重要作用，Ⅰ期研究显示AZA具有良好的效果，目前正在进行AZA治疗复发难治AITL的Ⅱ期临床试验；⑥Mogamulizumab：为CCR4单抗，Ⅱ期研究显示其在AITL的总有效率为50%；⑦其他药物：EBV-CTLs、PD-1/PDL-1、AG221（异柠檬酸脱氢酶2抑制剂）、CART治疗目前正在进行临床试验中。

问题2　浆母细胞性淋巴瘤为何种疾病？其与AITL是何种关系？

浆母细胞性淋巴瘤（PBL）是一种罕见的高度侵袭的大B细胞淋巴瘤，常发生在免疫功能低下，尤其是HIV感染的年轻男性，肿瘤细胞均呈浆细胞表型，CD138、CD38、Vs38c及IRF4/MUM-1阳性，CD45、CD20、PAX5、CD30、CD56常阴性，50%～85%

的患者CD79a阳性, Ki-67高表达（＞90%）; 74%病例EBV（EBER）(+)，但LMP1极少表达。HIV感染相关的口腔黏膜型浆母细胞性淋巴瘤患者EBV几乎100%阳性，*MYC*基因重排是PBL常见的遗传学异常（49%），*PRDM*1突变在PBL患者中常见，诊断时应注意与髓外浆细胞瘤、浆细胞骨髓瘤、原发渗出性淋巴瘤及HHV-8相关的多中心Castleman病等鉴别。

临床表现方面，该病表现为高度侵袭性，大部分患者发病时为进展期（Ⅲ～Ⅳ期），常伴有骨髓受累及全身症状，HIV感染相关的浆母细胞性淋巴瘤最常见的发病部位是口腔，其次为鼻窦腔、眼眶、皮肤、骨骼、软组织和胃肠道，淋巴结受累少见；与HIV感染无关的浆母细胞性淋巴瘤则多见淋巴结受累。

该病中位生存期为6～19个月，预后与IPI评分及*C-MYC*基因是否重排、局灶性病变程度有关。治疗方面，目前无标准治疗方案。

1. CHOP/CHOP-like方案治疗　CR率50%，但70%患者最终进展为死亡；高剂量化疗方案，如Hyper-CVAD-MA、CODOX-M/IVAC、DA-EPOCH等被用于PBL治疗，5年无进展生存率38%；自体造血干细胞移植在PBL中缺乏随机前瞻对照试验，目前已有报道能够延长PBL患者生存期。

2.新药治疗　①硼替佐米：硼替佐米联合化疗已用于PBL治疗，包括V-CHOP、V-EPOCH等联合应用，Castillo等报道V-EPOCH方案治疗，CR率为94%，PR率为6%，5年总生存率为63%，能够显著改善PBL患者的疗效和生存率；②来那度胺：来那度胺在MM及非生发中心来源（Non-GCB）的淋巴瘤中具有很好的疗效，目前有单药及联合CHOP方案用于治疗PBL的报道；③Brentuximab vedotin: 30%PBL患者具有CD30表达，有CD30单抗被用于复发难治PBL个案报道；④IL-6/IL-6R单抗：体外研究显示IL-6/IL-6R单抗能够诱导PBL细胞凋亡；⑤其他新药治疗：EBV-CTLs、CD30-CART细胞治疗、PI$_3$K/Akt/m-TOR抑制剂、PD-1/PDL-1单克隆抗体及CD38单克隆抗体已有在复发难治PBL中进行临床试验或个案报道，成为潜在治疗有效的药物。

AITL病理组织背景中散在免疫母细胞，表达B细胞标记，在IL-6等细胞因子刺激下可产生多克隆的浆细胞，目前有个案报道有AITL合并单克隆的浆细胞增生及大B细胞淋巴瘤，有研究显示淋巴组织中的Tfh细胞能够导致B细胞增生和抗体产生，形成反馈链，导致大B细胞淋巴瘤产生，具体作用机制尚不明确，需进一步研究证实。对于AITL合并弥漫大B细胞淋巴瘤（DLBCL）或浆细胞肿瘤，在临床诊断中具有一定复杂性，需要与特殊淋巴瘤亚型，如霍奇金淋巴瘤及富于T细胞/组织细胞的DLBCL相鉴别。

治疗及预后：

考虑患者AITL合并浆母细胞淋巴瘤，第1、8天予硼替佐米1.6mg/m^2，联合CHOP方案化疗1周期，全身淋巴缩小，腹腔积液减少，考虑治疗有效。患者化疗后出现粒细胞计数减少，合并肺部感染、Ⅰ型呼吸衰竭及急性肾衰竭和心律失常、心力衰竭，后转入ICU病房，患者多器官功能衰竭合并消化道出血，最终死亡。

本例病例的启示：

血管免疫母细胞性T细胞淋巴瘤作为高度侵袭性淋巴瘤，临床表现为高热、肝脾肿大，在病理方面由于其组织背景存在免疫母细胞，在某些因素刺激下可转化为大B细胞淋巴瘤或单克隆浆细胞增生，增加其诊断的复杂性，临床中注意警惕两种肿瘤同时存在的可能性，同时需要与特殊淋巴瘤亚型，如霍奇金淋巴瘤及富于T细胞/组织细胞的DLBCL相鉴别。在治疗中，血管免疫母细胞性T细胞淋巴瘤患者往往免疫功能低下，对于化疗耐受性较差，应注意预防感染。本例患者同时合并存在AITL和PBL，临床呈高度侵袭性，预后极差。

作者单位：北京大学第三医院

参 考 文 献

［1］Hongming Zhu. The 12-year Follow-Up of Survival，Chronic Adverse Effects，and Retention of Arsenic in Patients With Acute Promyelocytic Leukemia Blood，2016，128（11）：1490-1502.

［2］M Fujisawa. Activation of RHOA|［ndash］|VAV1 signaling in angioimmunoblastic T-cell lymphoma Leukemia，2018，32，694-702.

［3］Walker. Identification of novel mutational drivers reveals oncogene dependencies in multiple myeloma Blood，2018，132（9）：935-947.

［4］中国临床肿瘤学会抗淋巴瘤联盟，中华医学会血液学分会白血病·淋巴瘤学组中国抗癌协会血液肿瘤专业委员会. 西达本胺治疗外周T细胞淋巴瘤中国专家共识（2018年版）［J］. 中国肿瘤临床，2018（15）.

［5］B Lim. On the relation between aggregation，packing and the backscattered ultrasound signal for whole blood. Blood，2019，134，1395-1405.

［6］JHE Cartwright. The Mesoscale Morphologies of Ice Ftlms：Porous And Biomorphic Forms Of Ice Under Astrophysical Conditions. Blood，2019，134，1406-1414.

［7］Montes-Moreno，S. Aggressive large B-cell lymphoma with plasma cell differentiation：immunohistochemical characterization of plasmablastic lymphoma and diffuse large B-cell lymphoma with partial plasmablastic phenotype Haematologica，2010，95（8）：1342-1349.

［8］Y Xia. Loss of PRDM1/BLIMP-1 function contributes to poor prognosis of activated B-cell-like diffuse large B-cell lymphomaLeukemia.，2017，31（3）：625-636.

［9］SE Cox. High prevalence of individuals with low concentration of fetal hemoglobin in F-cells in sickle cell anemia in Tanzania. Am J Hematol，2016，91（8）：E324.

［10］MG Ercilla. Circulating immune complexes in immune thrombocytopenic purpura（ITP）Br J Haematol，2019，184（4）：679-682.

［11］Camille. Immune-checkpoint expression in Epstein-Barr virus positive and negative plasmablastic lymphoma：a clinical and pathological study in 82 patients. Haematologica，2016，101（8）：976-984.

11 骨痛伴单克隆免疫球蛋白升高

文/马　玲　路　瑾

病例介绍：

患者男性，81岁，主诉：腰痛半年。

患者半年前无明显诱因出现腰痛，未诊治。半月前因"食欲减退"就诊外院，血常规：WBC 11.79×10^9/L，Hb 102g/L，PLT 349×10^9/L；生化检查：肝、肾功能正常；肿瘤常规：正常；胸腹部CT：双肺微结节，双侧胸膜结节样增厚、左侧胸膜钙化灶，肺气肿，T3椎体骨质破坏，中段食管壁略增厚，L5椎体、骶椎溶骨性骨质破坏合并骨膜反应伴周围软组织受累，胆囊底壁略厚，小肠内少量积气积液、结肠内大量内容物；胸腰骶椎MRI：骨质多发异常强化并软组织肿块，考虑骨转移瘤；腰椎退行性变，L4 ~ S1椎间盘膨出。进一步行PET-CT检查：①全身多发骨质破坏伴高代谢，首先考虑系统性病变（淋巴造血系统疾病？结核？），建议活检明确病理；②余躯干及脑部未见明显异常代谢征象。1周前就诊于我院门诊，血常规：Hb 107g/L；生化检查：LDH 186U/L，ALB 38.1g/L，肌酐67μmol/L，血 Ca 1.99mmol/L，肾小球滤过率（eGFR）88.72ml/（min·1.73m^2）；免疫球蛋白：IgG 12.8g/L，IgA 6.3g/L，IgM 1.13g/L，轻链κ 616mg/dl，轻链λ1578mg/dl，κ/λ比值为0.39，β_2-微球蛋白2.25mg/L；血免疫固定电泳：IgA-λ型M蛋白阳性；尿免疫固定电泳：λ型M蛋白阳性；

血清游离轻链：轻链κ 153.0mg/L，轻链λ 340mg/L，κ/λ比值为0.5。为进一步诊治收住院。患者自发病以来，左侧髋部偶有放射痛，双侧膝关节疼痛。大、小便正常，睡眠、食欲尚可，近期体重未见明显下降。既往、个人、家族史：糖尿病病史20年余，高血压病史20年。否认结核、肝炎病史及密切接触史。余无特殊。查体未及明显阳性体征。

问题1 骨痛伴单克隆免疫球蛋白升高，是多发性骨髓瘤吗？

患者老年男性，骨痛起病，影像学检查提示多部位溶骨性骨质破坏，进一步化验可见单克隆免疫球蛋白升高，是多发性骨髓瘤吗？进一步完善骨髓穿刺检查，骨髓形态：增生Ⅲ级，浆细胞占9%，其中可见3%的幼浆细胞，可见双核、多核浆细胞；骨髓免疫分型：CD38st$^+$CD138$^+$浆细胞占0.63%，表达CD45、CD38、CD19、CD138，cκ轻链$^+$/cλ轻链$^+$= 1.45，比值正常，为正常浆细胞。CD20$^+$B细胞占0.25%，κ轻链$^+$/λ轻链$^+$= 1.32，比值、表型均正常。基因：*MAGE C*1/*CT*7、*MAGE C*2/*CT*10、*MAGE A*3均阴性。染色体G显带：46，XY［17］。多发性骨髓瘤相关荧光原位杂交（MM-FISH）：阴性。骨髓穿刺活检标本：骨梁间脂肪组织中可见灶状增生的骨髓成分，可见三系细胞成分，灶状淋巴细胞，免疫组化染色结果：CD20（灶+），PAX-5（−），CD3、CD5（灶+），CD23（−），CD10（−），CD38、CD138（散在+），κ轻链（−），λ轻链（−），MUM-1（散在+），Ki-67（10%+），未见明确肿瘤成分。

患者骨痛、血M蛋白阳性，伴骨髓浆细胞比例升高，一定就是多发性骨髓瘤吗？根据《中国多发性骨髓瘤诊治指南（2017

年修订）》，患者骨髓浆细胞比例＜10%，免疫分型提示为正常浆细胞，骨髓活检亦未寻找到克隆性浆细胞成分，不符合常见的多发性骨髓瘤诊断标准，但鉴于其多发骨质破坏伴软组织肿块，且检查结果提示单克隆免疫球蛋白浓度升高，需考虑 Macrofocal 骨髓瘤的可能性。2018年7月4日患者在全麻下行腹主动脉球囊临时阻断术＋左侧骶髂关节病变切除内固定术。术后病理提示：（左骶骨病变）纤维组织中可见上皮样细胞呈结节状增生，伴多量淋巴细胞及少量浆细胞、多核巨细胞浸润，中心可见坏死，考虑为肉芽肿性炎，抗酸染色找见阳性杆菌，请结合临床其他检查除外结核；免疫组化染色结果：六胺银（−），PAS（−），抗酸（+）（图11-1）。

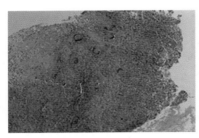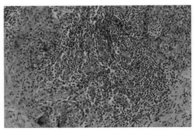

图 11-1　患者病理切片免疫组化染色

至此，真相大白，患者骨痛、影像学多发骨质破坏为结核感染所致，而非克隆性浆细胞增殖所引起的 MM 事件。

问题2　发现单克隆免疫球蛋白，且骨髓浆细胞比例明显升高，如何考虑？

患者骨痛为结核感染所致，那么血 M 蛋白阳性，且骨髓浆细胞比例升高又该如何考虑呢？本例患者无浆细胞增殖所致的MM相关事件，且M蛋白浓度＜30g/L，骨髓浆细胞比例＜10%，根据诊断标准很容易除外骨髓瘤，患者亦无轻链沉积脏器所致的症状与体征、无淋巴结肿大等表现，因此也基本除外淀粉样变性、淋巴瘤、POEMS综合征等淋巴浆细胞肿瘤。主要需鉴别意义未明单克隆免疫球蛋白增多症（MGUS）合并结核感染，还是结核感染继发反应性免疫球蛋白增多症。

反应性浆细胞增多症多为外来感染或内在某种抗原刺激，导致多克隆性免疫球蛋白增多，血清蛋白电泳无M峰，固定电泳无单克隆免疫球蛋白条带，且多在原发病得到有效治疗后可降至正常水平，骨髓浆细胞形态上更接近成熟，通过流式免疫表型分析为多克隆性浆细胞。而MGUS是一种由克隆性的B细胞或浆细胞分泌出具有相同结构的单克隆性免疫球蛋白或其片段所导致的疾病，诊断需要：①血清M蛋白浓度＜30g/L；②骨髓中克隆性浆细胞比例＜10%；③无M蛋白相关的贫血、骨痛、肾损伤、高钙血症等终末器官损害。MGUS可进展为MM，为其前期状态，男性发生率较高，且随年龄的增加，发生率明显升高。我们分析了2017年4月至2017年8月期间，就诊于北京大学人民医院、新疆医科大学附属第一医院及海军军医大学第二附属医院3家大型医院，≥40岁的1797例体检样本，发现MGUS的总体发生率为2.73%，≥81岁人群较71～80岁、61～70岁、51～60岁、41～50岁患者的发病率明显升高（分别为7.76%、3.66%、2.19%、1.66%、1.19%）。多数行多色流式细胞术检测骨髓浆细胞表面标志物，可发现一群异常克隆性浆细胞，但本所数据显示仍有11.6%的患者未检测到。

本例患者为老年男性，通过手术及药物抗结核治疗，骨痛改善，监测仍可见到单克隆性M蛋白，考虑MGUS合并结核感染可能性大。

治疗与转归：

患者口服四联抗结核药物治疗1年半，骨痛症状改善。监测IgA 5.8g/L，血IFE可见IgA-λ型M蛋白，无贫血、肾功能不全等表现。

本例病例的启示：

MM好发于老年人，而老年人往往有多种合并症，不能惯性思维，诊疗过程中需仔细鉴别"CRAB"症状是否由克隆性浆细胞增殖所导致，防止误诊。

作者单位：北京大学人民医院血液科；北京大学血液病研究所

参 考 文 献

[1] 中国医师协会血液科医师分会，中华医学会血液学分会，中国医师协会多发性骨髓瘤专业委员会. 中国多发性骨髓瘤诊治指南（2017年修订）[J]. 中华内科杂志，2017，56（11）：866-870.

[2] International Myeloma Working Group. Criteria for the classification of monoclonal gammopathies, multiple myeloma and related disorders: a report of the International Myeloma Working Group [J]. Br J Haematol, 2003, 121: 749-757.

[3] Landgren O, Kyle RA, Pfeiffer RM, et al. Monoclonal gammopathy of undetermined significance (MGUS) consistently precedes multiple myeloma: a prospective study [J]. Blood, 2009, 113 (22): 5412-5417.

[4] Ma L, Xu S, Qu J, et al. Monoclonal gammopathy of undetermined significance in Chinese population: A prospective epidemiological study [J]. Hematol Oncol, 2019, 37 (1): 75-79.

12 从"意义未明的单克隆丙种球蛋白血症"到"骨髓瘤"

——1例以"白细胞计数减低"起病的浆细胞疾病

文/马 玲 路 瑾

病例介绍：

患者男性，33岁，主诉：体检发现白细胞计数减低2年多。

患者2年多前（2017年7月）体检发现白细胞计数减少（WBC 2.0×10^9/L），Hb、PLT正常，无发热，无咳嗽、咳痰等不适，未重视。2017年7月4日于我院门诊就诊，查血常规：WBC 2.85×10^9/L，中性粒细胞（NE）0.27×10^9/L，Hb152g/L，PLT177×10^9/L。外周血涂片：杆状核细胞占5%，分叶核细胞占12%，成熟淋巴细胞占66%，成熟单核细胞占17%，未见原始幼稚细胞。生化检查：总蛋白87.2g/L，白蛋白45.0g/L，肌酐87μmol/L，血钙2.34mmol/L；CMV-IgM、细小病毒B19-IgM抗体阴性；自身抗体谱：阴性；免疫球蛋白：IgG 26.1g/L，λ轻链1790mg/dl，β_2-微球蛋白1.71mg/L，κ轻链/λ轻链＝0.47。SPE：M蛋白13.0%；血免疫固定电泳：IgG-λ轻链型M蛋白阳性。尿免疫固定电泳：阴性。尿轻链：κ轻链＜1.85mg/dl，λ轻链＜5.0mg/dl。进一步行骨髓穿刺，骨髓形态：骨髓增生Ⅲ级，粒系细胞：原始粒细胞以下可见，中晚幼粒细胞及杆状核细胞比例偏低，三系细胞形态正常；成熟浆细胞占5.5%，比例偏高，可见双核浆细胞；骨髓细胞免疫表型：CD38st$^+$CD138$^+$浆细胞占0.67%，其中75.11%细胞表达CD45、CD38、CD138、cλ轻链、CD56、CD200、CD9、CXCR4，不表达CD7、CD10、CD19、CD34、CD117、CD33、cκ轻链、CD28、CD22、CD20、CD276，为异常克隆性浆细胞；正常浆细胞占17.19%，cκ轻链$^+$/cλ轻链$^+$＝1.24，CD20$^+$B淋巴细胞占有核细胞0.88%，mκ轻链a$^+$/mλ轻链$^+$＝1.94，比值正常，表型正常。基因：MAGE C1/CT7 0.02%；MAGE C2/CT10阴性；WT1、PRAME表达正常。染色体G显带：46，XY。MM-FISH（24h培养法）：未见1q21扩增、RB1缺失、D13S319缺失、IgH重组、P53缺失的异常信号。病程中，患者无发热，无咳嗽咳痰，无头痛、头晕，无四肢末梢麻木不适，无骨痛等不适主诉。既往、个人、家族史：否认高血压、冠心病、糖尿病，否认慢性肺部疾病、肝肾疾病等病史，否认非甾体类抗炎药等药物服用史。否认肝炎、结核等病史，个人史、家族史无特殊。查体未及明显阳性体征。

问题1　该患者该如何诊断？如何进行处理？

患者为中青年男性，白细胞计数减低病史2年，中性粒细胞计数减低为主，需考虑以下几大类疾病：①药物性中性粒细胞减少症；②感染性中性粒细胞减少症；③免疫性中性粒细胞减少症；④假性中性粒细胞减少症；⑤周期性中性粒细胞减少症；⑥先天性、慢性特发性等疾病。本例患者年轻，无基础疾病，无药物等服用史，最需鉴别两大类：感染性及免疫性，患者无感染症状，可检测病毒阴性，CRP、PCT等感染指标阴性，感染性中性粒细胞减少症可能性小，继续完善免疫相关筛查，过程中发现单克隆免疫球蛋白阳性，骨髓检查提示浆细胞比例升高，免疫表型提示单克隆性，但比例小于10%，整个病程中患者无"CRAB"症状（C：高钙血症；R：肾功能损害；A：贫血；B：溶骨性病变）等骨髓瘤相关事件，中性粒细胞减低可能继发于M蛋白相关疾病。那么，到目前为止，可以诊断为多发性骨髓瘤吗？从国内外多个指南来看，MM相关事件主要是指单克隆性浆细胞增殖所引起发的症状，主要包括"CRAB"症状，甚至于传统MM诊断标准中的高黏滞血症、反复感染等症状均非MM的特异性表现，包括单克隆丙种球蛋白病（MGUS）在内的许多疾病均会导致患者发生反复感染等症状。同理，中性粒细胞计数减低也非单克隆浆细胞增殖所致，因此，根据2014年IMWG修订后的MM诊断标准，考虑为意义未明的MGUS可能性大，可能继发免疫性中性粒细胞计数减少症。

2017年7月每周复查血常规，WBC波动于（2.33 ～ 3.17）×10^9/L，无贫血、血小板计数减低，无发热、乏力等症状。遂延长至每2 ～ 3个月复查血常规，每3个月复查IgG、血清蛋白电泳、肝肾功能等，1年后延长为半年复查1次。

问题2 MGUS 有无高危类型？

MGUS大多数患者可持续很长时间无症状，甚至终生"良性"，但部分患者可在数年后发展为恶性浆细胞疾病、淋巴细胞肿瘤等疾病。MGUS（非IgM型）患者每年进展为骨髓瘤的比例为1%，目前认为所有的骨髓瘤均由MGUS演变而来，而骨髓瘤可以分为两个阶段，冒烟型多发性骨髓瘤（SMM）和活动性骨髓瘤。冒烟型多发性骨髓瘤患者无"CRAB"症状，无须治疗，而随着认识的深入，人们发现骨髓克隆性浆细胞比例≥60%，受累的血清游离轻链与未受累的游离轻链比值≥100，或是MRI检查发现1处以上的局灶性溶骨性病变（每处病灶直径≥5mm），这部分SMM患者2年内有80%左右进展为需治疗的活动性骨髓瘤。因此，2014年IMWG修订后MM诊断标准转变为"SLiM-CRAB"（S：骨髓单克隆浆细胞比例≥60%；Li：受累/非受累血清游离轻链比值≥100；M：MRI检查出现>1处5mm以上局灶性骨质破坏）。那么MGUS有高危类型吗？

本例患者在随访过程中，免疫球蛋白IgG及M蛋白水平逐渐升高。2018年4月16日 IgG 34.4g/L，SPE：M蛋白定量为19.6g/L。2018年4月前往美国丹娜法伯癌症研究院（Dana-Farber Cancer Institute），其间复查骨髓穿刺，形态示浆细胞占10%，根据2014年IMWG的诊断标准，考虑进展为SMM。

国外多组数据显示MGUS患者中，存在以下高危因素：①随着M蛋白水平的升高，进展风险升高，且在第一年的随访中M蛋白水平升高的患者被证明为进展高危；②IgA型较IgG型有较高进展风险；③骨髓浆细胞比例>5%为进展高危；④血清游离轻链比例异常为进展高危。Rajkumar等的研究认为可以通过血清M蛋白浓度是否>15g/L、分型为IgM或IgA型及异常的血清游离轻链比例3项指标建立进展危险度分层，没有上述因素的患者20年恶性疾病转化率仅5%，而具备1项者转化率为27%，具备2项者转化率为37%，具备3项者转化率为58%。我们中心的数据显示IgA型、骨髓浆细胞比例≥5%、β_2-微球蛋白浓度≥3.5mg/L可能与进展高风险相关。本例患者诊断1年内M蛋白进行性升高、初诊骨髓浆细胞比例较高，不到1年就进展为

SMM。

因此，MGUS有高危类型，但目前国内外数据较少，尚未形成成熟的高危MGUS诊断共识，仍需开展进一步的临床研究来证实。

问题3 SMM患者是否能从治疗中获益？何时开始治疗？如何选择治疗方案？

患者年轻、焦虑，治疗意愿强烈，2018年4月前往美国丹娜法伯癌症研究院，其间查骨髓穿刺，骨髓形态：浆细胞比例8%～10%，FISH（磁珠分选）：t（4；14）；提示进展高风险，拟参加来那度胺、伊沙佐米、地塞米松在高危冒烟型多发性骨髓瘤患者中的临床试验（PI：Irene M.Ghobrial），但筛选期间，患者因白细胞计数低，且口服泼尼松1周后复查仍不能满足入组标准，遂退出试验。继续于我院随访，患者WBC计数逐渐下降，免疫球蛋白IgG（30.8～45.2g/L）、血清M蛋白（11.8～28.3g/L）浓度继续升高，监测Hb、肌酐正常；骨髓形态学：浆细胞比例占8%。全身PET-CT：未见明确骨质破坏。

SMM患者5年内有51%进展为活动性骨髓瘤或淀粉样变性，中位进展为活动性MM的时间为4.8年。在过去的15年里，Mayo 2008、PETHEMA美国西南肿瘤协作组（SWOG）标准被广泛用于识别低、中、高危SMM患者。在PETHEMA标准中，如果满足免疫轻瘫（未受累的免疫球蛋白有1/2项浓度降低）和流式细胞术发现≥95%的异常浆细胞两项定义为高危，满足1项为中危。高危患者进展为MM的中位时间为23个月，中危SMM进展为MM的中位时间为73个月。Mayo 2008年标准定义的高危

SMM为同时满足骨髓浆细胞比例≥10%、M蛋白浓度≥30g/L、受累/未受累游离轻链比值＞8，3项中满足2项为中危。Mayo 2019年提出一个新的模型，即IMF2019标准，其中若骨髓浆细胞比例≥20%、M蛋白浓度＞20g/L、受累/未受累游离轻链比值＞20，3项中满足2项定义为高危，3项中满足1项为中危。在这个模型中，高风险患者发生MM的风险是低风险患者的5.63倍。美国西南肿瘤协作组第一个将基因表达谱（GEP）纳入SMM患者进展模型，依据sFLC、血清M蛋白和骨髓GEP-70预测，3项中满足2项定义为高危，高危SMM患者2年进展率为66.7%。此外，也有研究发现遗传学特征（FISH）、影像学改变（MRI/PET-CT）也可影响疾病进展，t（4；14）的患者疾病进展时间及总生存时间均短于t（11；14）的患者。Mayo 2018年的标准中纳入了FISH，骨髓浆细胞≥20%、高危FISH［17p-、t（4；14）、亚二倍体］、受累/未受累游离轻链比值＞20，3项中满足2项为高危，满足1项为中危。本例患者依据Mayo 2008年标准、Mayo 2018年标准以及IMF2019标准分为中危，PETHEMA标准则为低危。可见各个标准之间尚未统一，目前仍存在很大差异。

多数研究结果显示，低危SMM患者诊断后以监测为主，如每2～3个月监测血常规、血清蛋白电泳（SPE）、血免疫固定电泳（sIFE）、尿免疫固定电泳（uIFE）、血清游离轻链（sFLC）、肌酐、血钙，若稳定，每4～6个月复查，1年后延长为6～12个月1次；高危SMM患者则推荐优先选择临床试验；中危患者可监测也可选择进入临床试验。一项多中心随机试验在182例中高危SMM患者中比较了来那度胺单药治疗的效果，结果显示来那度胺治疗组高危SMM患者有明确的PFS获益，且终末器官损伤引起的疾病进展事件更少。另两项随机试验在高危SMM患者中比较了以来那度胺为基础的治疗方案的效果，两者都显示终末器官损伤的风险降低了80%～90%，其中一项显示OS改善。另外，daratumumab（抗CD38单抗）单药高强度、中强度、低强度治疗中高危SMM患者1年PFS分别为98%、93%、89%；卡非佐米＋来那度胺＋地塞米松治疗高危SMM患者的研究显示30个月的PFS为93%；elotuzumab（抗SLAMF7抗体）单药治疗高危SMM患者的2年PFS为69%；elotuzumab＋来那度胺＋地塞米松研究中3年PFS为95%；siltuximab（抗IL-6抗体）单药治疗SMM的1年PFS较观察组高（84.5% vs 74.4%，且观察组中位PFS为23.5个月，治疗组中位PFS尚未达到）。另有关于SMM的多个临床试验，如伊沙佐米＋地塞米松、伊沙佐米＋来那度胺＋地塞米松、isatuximab（抗CD38单抗）正在进行中。

治疗与转归：

患者诊断为SMM，病程中WBC计数进行性下降，因患者积极要求治疗，经多次讨论后给予伊沙佐米＋地塞米松（ID）＋达雷妥尤单抗（daratumumab）治疗，治疗后白细胞计数、中性粒细胞计数恢复正常，M蛋白浓度下降。具体治疗方案：ID治疗6个疗程，评估疾病达PR，加用达雷妥尤单抗治疗2个疗程，评估疾病达VGPR。

本例病例的启示：

多发性骨髓瘤多由MGUS进展而来，与SMM一样，MGUS也存在高危进展因素，高危患者应密切监测，如何区分出高危MGUS、是否需要进行处理仍需开展进一步临床试验予以证实。随着更多不良反应小的新药的到来，高危SMM患者将可以从早期治疗中获益。目前尚无统一诊疗标准，治疗首选临床试验。

作者单位：北京大学人民医院血液科；北京大学血液病研究所

参 考 文 献

[1] Rajkumar SV. Updated Diagnostic Criteria and Staging System for Multiple Myeloma [J]. Am Soc Clin Oncol Educ Book, 2016, 35: 418-423.

[2] Kyle RA, Therneau TM, Rajkumar SV, et al. A long-term study of prognosis in monoclonal gammopathy of undetermined significance [J]. New Engl J Med, 2002, 346: 564-569.

[3] Rajkumar SV, Kyle RA, Therneau TM, et al. Serum free light chain ratio is an independent risk factor for progression in monoclonal gammopathy of undetermined significance [J]. Blood, 2005, 106: 812-817.

[4] Kyle RA, Remstein ED, Therneau TM, et al. Clinical course and prognosis of smoldering (asymptomatic) multiple myeloma [J]. N Engl J Med, 2007, 356: 2582.

[5] Perez-Persona E, Vidriales MB, Mateo G, et al. New criteria to identify risk of progression in monoclonal gammopathy of uncertain significance and smoldering multiple myeloma based on multiparameter flow cytometry analysis of bone marrow plasma cells [J]. Blood, 2007, 110 (7): 2586-2592.

[6] Dispenzieri A, Kyle RA, Katzmann JA, et al. Immunoglobulin free light chain ratio is an independent risk factor for progression of smoldering (asymptomatic) multiple myeloma [J]. Blood, 2008, 111 (2): 785-789.

[7] Lakshman A, Rajkumar SV, Buadi FK, et al. Risk stratification of smoldering multiple myeloma incorporating revised IMWG diagnostic criteria [J]. Blood Canc J, 2018, 8 (6): 59.

[8] Dhodapkar MV, Sexton R, Waheed S, et al. Clinical, genomic, and imaging predictors of myeloma progression from asymptomatic monoclonal

gammopathies（SWOGS0120）[J]. Blood, 2014, 123（1）: 78-85.

[9] Lonial S, Jacobus S, Fonseca R, et al. Randomized Trial of Lenalid-omide Versus Observation in Smoldering Multiple Myeloma [J]. J Clin Oncol, 2019, JCO1901740.

[10] Mateos MV, Hernández MT, Giraldo P, et al. Lenalidomide plus dex-amethasone for high-risk smoldering multiple myeloma [J]. N Engl J Med, 2013, 369: 438.

[11] Mateos MV, Hernández MT, Giraldo P, et al. Lenalidomide plus dexamethasone versus observation in patients with high-risk smouldering multiple myeloma（QuiRedex）: long-term follow-up of a randomised, controlled, phase 3 trial [J]. Lancet Oncol, 2016, 17: 1127.

[12] Hofmeister CC, Chari A, CohenY, et al. Daratumumab monotherapy for patients with intermediate or high-risk smoldering multiple myeloma（SMM）: centaurus, a randomized, open-label, multicenter phase 2 study [J]. Blood, 2017, 130（Suppl1）: 510.

[13] Mateos M-V, Dimopoulos MA, Cavo M, et al. Daratumumab plus bortezomib, melphalan, and prednisone for untreated myeloma [J]. NEngl JMed, 2017, 378（6）: 518-528.

[14] Jagannath S, Laubach J, Wong E, et al. Elotuzumab monotherapy in patients with smouldering multiple myeloma: a phase 2 study [J]. BrJ Haematol, 2018, 182（4）: 495-503.

[15] Liu C-j, GhobrialI M, Bustoros M, et al. Phase Ⅱ trial of combi-nation of elotuzumab, lenalidomide, and dexamethasone in high-risk smoldering multiple myeloma [J]. Blood, 2018, 132（Suppl1）: 154.

[16] Brighton TA, Khot A, Harrison SJ, et al. Randomized, dou-ble-blind, placebo-controlled, multicenter study of siltuximab in high-risk smoldering multiple myeloma [J]. ClinCancRes, 2019, 25（13）: 3772.

13 多发性骨髓瘤伴骨硬化性病变的诊断及鉴别诊断

文/段文冰　王明迪　路　瑾

病例介绍：

患者女性，68岁，主诉：左侧颈部淋巴结肿大5个月。

患者2019年2月无明显诱因出现左侧淋巴结肿大，于2019年2月18日于外院行甲状腺及颈部淋巴结彩超：左侧颈部及右侧锁骨上区淋巴结肿大（性质待定），左侧颈部肿大淋巴结大小2.3cm×0.7cm，内部结构不清，可探及血流；右侧锁骨上区淋巴结1.1cm×0.7cm，内部结构不清，可探及血流。怀疑结节性甲状腺肿。血常规：白细胞计数$3.20×10^9$/L，血红蛋白含量125g/L，血小板计数$181×10^9$/L；弥散性血管内凝血（DIC）、女性肿瘤标志物检查无明显异常。2019年2月21行PET-CT：①右侧锁骨、右侧肩胛骨、胸骨、左侧肋骨、部分颈腰椎椎体和/或附件多发葡萄糖代谢增高灶伴骨质密度增高，考虑恶性病变，转移可能大，左颈部数枚小淋巴结，葡萄糖代谢轻度增高，建议行组织学检查；②舌根体部分葡萄糖代谢浓聚区，沿左侧茎突舌骨肌走行，相应肌肉轻度肿胀，首先考虑良性病变可能性大（炎性病变？）；③舌尖偏右侧葡萄糖代谢增高灶，局部密度形态未见明显异常，首先考虑生理性摄取；下颌骨左侧齿槽局部葡萄糖代谢增高，考虑炎性病变可能大；④脾饱满，实质密度及葡萄糖代谢未见异常。2019年2月26日行超声引导下左侧颈部淋巴结穿刺活检术，病理：（左颈部淋巴结）穿刺少许皮肤及淋巴组织，淋巴结结构尚存，淋巴窦开放，见大量成熟浆细胞及较多中性粒细胞浸润，首先考虑为炎性病变，请结合临床及血清学检查。免疫组化：CD138（＋＋）、κ轻链（＋）、λ轻链（＋）、IgG（＋＋）、IgG4（个别＋）。TB-SPOT 阴性。2019年3月20日行血免疫固定电泳：血中可见单克隆免疫球蛋白区带IgA λ轻链；血清轻链κ 774mg/dl、轻链λ 661mg/dl；血清免疫球蛋白定量：IgA 5.08g/L、轻链λ 689mg/dl，IgG、IgM、轻链κ无异常；血清蛋白电泳：白蛋白55.3g/L、α_1-微球蛋白3.7g/L、α_2-微球蛋白11.6g/L、轻链γ＋M蛋白18.7%；ESR 23mm/h；ALP 87IU/L，肌酐 69μmol/L，Ca 2.25mmol/L，ALB 41.2g/L；抗核抗体阳性（效价1：100）、抗Jo-1抗体阳性（30）。2019年4月3日行腰椎MRI：第5腰椎椎体及左侧附件、第12胸椎及第2腰椎椎体内异常信号灶，性质待定，占位不除外（未报大小）。2019年4月4日行第5腰椎椎体骨髓穿刺：骨髓结构破坏，髓腔内见大量幼稚浆样细胞弥漫片状浸润，散在成熟浆细胞分化，局部见少许三系细胞，未见形态异常。目前形态考虑有淋巴造血系统肿瘤，不除外为浆细胞骨髓瘤，请到病理科进一步加做免疫组化分析协助诊断。2019年4月18日行髂后骨髓穿刺，形态：增生低下－活跃，成熟浆细胞占3.0%；FCM未检出克隆性表型异常浆细胞。MM相关FISH：p53、13q14.3、13q14、14q32、1q21无异常。髂后活检：穿刺皮质骨及骨髓组织，骨髓增生稍活跃，三系细胞可见，各阶段粒细胞均可见；散在造血岛，巨核细胞2～7个/HPF。各系细胞未见明显形态异常。间质内少许浆细胞浸润（CD138[+]、κ轻链[+]散在、λ轻链[+]、MUM-1[+]、MUC-1[+]约占10%），未见淀粉样物质沉积（刚果红染色阴性）。2019年5月15日将腰椎骨髓标本送至另一家医院会诊，意见如下：（椎体）镜下造血组织结构破坏，较多中等大小细胞浸润，胞浆中等，核圆形、卵圆形，偏位，核仁不明显；（原单位）免疫组化：CD20（−），CD138（+），MUM-1（+），髓过氧化物酶（MPO）（部分+），MUC-1（−），κ轻链（个别+），λ轻链（+）。刚果红染色（−）。病理诊断：（椎体）浆细胞骨髓瘤。2019年6月21日将腰椎骨髓标本送至另一家医院会诊（不同于首次会诊医院），意见如下：检材为骨髓穿刺组织，正常结构破坏，大于90%区域可见浆样细胞弥漫分布，细胞核偏位，轻度异型性，结合组织学形态及免疫表型，符合浆细胞骨髓瘤；免疫组化结果：CD38（+）CD138（+）、MUM-1 NS、κ轻链（−）、λ轻链（+）、CD56（−）、Ki-67约5%。2019年7月1日就诊于我院，考虑为多发性骨髓瘤。为诊治入院。既往史及家族史无特殊。

入院后检查：血常规：白细胞计数$3.42×10^9/L$，血红蛋白含量131g/L，血小板计数$158×10^9/L$。生化检查：乳酸脱氢酶144U/L，总蛋白74.6g/L，白蛋白43.6g/L，肌酐63μmol/L，钙2.41mmol/L。$β_2$-微球蛋白2.33mg/L。血轻链：κ轻链831mg/dl，λ轻链729mg/dl，κ/λ（总）=1.14。尿轻链：κ、λ轻链阴性。血清游离轻链：κ轻链17.9mg/L，λ轻链33.0mg/L，κ/λ=0.542。IgA 6.31g/L，IgG 11.9g/L，IgM 0.926g/L。血清蛋白电泳：清蛋白占59.5%，$α_1$-微球蛋白占4.0%，$α_2$-微球蛋白占8.0%，$β_1$-微球蛋白占6.3%，$β_2$-微球蛋白占3.8%，γ-微球蛋白占18.4%，白蛋白/球蛋白=1.47，总蛋白74.6g/L，M蛋白占0.5%，M蛋白定量为0.4g/L。自身抗体谱Ro52：阳性（+）。DIC、CRP、ESR、尿常规、TnI无异常。血管内皮生长因子：110.81pg/ml。骨髓形态：增生Ⅳ级，

成熟浆细胞占2.0%。免疫分型：未见明显CD38$^+$CD138$^+$浆细胞。IgH基因重排阴性、WT1 2.7%（标本内参低）。骨髓（髂后）穿刺活检标本：骨梁间脂肪组织间可见骨髓成分，三系细胞存在，免疫组化染色结果：CD3（部分＋）、CD20（少数＋）、CD138（部分＋）、CD38（部分＋）、κ轻链（局灶＋）、λ轻链（局灶＋）、MUM-1（局灶＋）、MPO（＋）、CD235-A（＋）、Ki-67（40%＋），诊断浆细胞瘤证据不足。我院PET-CT会诊意见（2019年2月外院行PET-CT）：见全身多发FDG代谢增高灶，累及多骨及淋巴结，CT于部分骨病变区域可见骨质硬化性改变，余同外院PET-CT描述；诊断首先考虑恶性病变，需鉴别淋巴瘤及原发灶隐匿的转移瘤等。

诊断：多发性骨髓瘤（硬化型，IgA λ ⅢA/I，R-ISS I期）。

治疗：于2019年7月16日予RVD-lite方案（来那度胺、硼替佐米、地塞米松）化疗，后患者未来随诊。

问题1 骨硬化性病变能否诊断多发性骨髓瘤？

经典的多发性骨髓瘤由于骨髓瘤细胞分泌破骨细胞活性因子而激活破骨细胞，使骨质溶解、破坏，故其骨质破坏改变多为溶骨性病变。影像学表现主要为低密度的虫蚀样或穿凿样骨质破坏影，边界清或不清，甚至出现病理性骨折。骨硬化性病变在多发性骨髓瘤中发病率不到3%，其影像学可表现为弥漫性骨硬化、骨硬化性与溶骨性混合性病变，或者是孤立的硬化沉积物。多发性骨髓瘤合并骨硬化性病变，最早由Sharnoff等在1954年报道。我们利用Pubmed对既往英语语种类似报道做了文献搜索，所有患者的骨硬化性病变都是弥漫性的，部分伴溶骨性改变，症状方面可以表现为骨痛、贫血、淋巴结肿大、体重下降等。

　　对于多发性骨髓瘤骨硬化的原因，尚不明确。在多发性骨髓瘤存在硬化性病变时，大多数患者因骨质过硬骨髓穿刺未成功，继而通过骨活检确诊，这类浆细胞可能产生成骨细胞刺激因子，刺激新骨的产生，浆细胞释放的细胞因子还可以刺激骨髓内的成纤维细胞反应，随后经历骨性化生，导致骨硬化。另有学者推测多发性骨髓瘤存在骨硬化性病变可能是由于破骨细胞活性受抑制所致。骨硬化性病变还有可能是由于以上两者因素同时存在所致。

　　综上，在多发性骨髓瘤中存在少数病例的骨质破坏以成骨改变即骨硬化性病变为主。

问题2　如何与浆细胞疾病中以成骨改变为主的 POEMS 综合征进行鉴别？

　　在临床中，如果患者M蛋白阳性，同时又存在骨硬化性病变，我们首先想到的是POEMS综合征。POEMS综合征诊断需要结合临床表现和实验室检查分为强制性诊断标准（2条必须满足）、主要标准、次要标准以及其他症状和体征（表13-1）。

　　该患者骨髓活检病理：CD138$^+$、λ轻链$^+$，可诊断浆细胞骨髓瘤。免疫固定电泳阳性，多发骨质破坏，符合多发性骨髓瘤诊断标准；同时患者无多发神经病变、VEGF水平不高，淋巴结活检不支持Castleman病，对于POEMS综合征来说，强制性主要标准仅满足1条，故除外POEMS综合征。

表13-1　POEMS综合征诊断标准及症状、体征

标准级别	主要表现
强制性主要标准	多发神经病变（典型脱髓鞘改变） 单克隆浆细胞增殖紊乱（几乎总是λ轻链）
主要标准 （满足1条）	Castleman病 硬化性骨病 VEGF水平升高
次要标准	器官肿大（肝、脾、淋巴结肿大） 血管外容量增多（水肿、胸腔积液、腹腔积液） 内分泌紊乱（肾上腺、甲状腺、垂体、性腺、甲状旁腺、胰腺） 皮肤改变（色素沉着、多毛、手足发绀、白甲） 视盘水肿 血小板增多症/红细胞增多症
其他症状、体征	体重减轻、多汗、肺动脉高压/限制性肺疾病、腹泻、维生素B_{12}缺乏

　　然而在进行鉴别诊断时，除了POEMS综合征外，还需除外骨髓纤维化，毛细胞白血病，骨淋巴瘤等血液系统疾病，同时肾性骨营养不良、实体瘤骨转移（如前列腺癌、乳腺癌）等非血液系统疾病也可存在骨硬化性病变。

问题3　对于多发性骨髓瘤伴骨硬化性病变，如何选择治疗方案？

　　与经典多发性骨髓瘤的治疗原则一致，由于该疾病是全身系统性疾病，且骨硬化病变是弥漫的，故化疗是必要的，也可以考虑自体造血干细胞移植，治疗过程中注意输血、预防感染等支持治疗。当该类患者出现脊髓压迫，放疗和/或手术是必不可少的。放射治疗可以减轻疼痛并提高活动能力。

本例病例的启示：

对于有骨硬化性病变且检出M蛋白的患者，在鉴别诊断的过程中，除了POEMS综合征外，还需要考虑多发性骨髓瘤，虽然这种概率非常小，但是多发性骨髓瘤伴骨硬化性病变的病例确实存在。

作者单位：北京大学人民医院血液科；北京大学首钢医院；北京大学血液病研究所

参 考 文 献

[1] Prasad R, Yadav RR, Singh A, et al. Case report: Non-secretory multiple myeloma presenting with diffuse sclerosis of affected bones interspersed with osteolytic lesions [J]. Br J Radiol, 2009, 82 (974): 29-31.

[2] MacCallum PK, MacCallum PK, Freemont AJ, et al. A case of IgD myeloma presenting as diffuse osteosclerosis [J]. J Clin Pathol, 1988, 41 (5): 486-489.

[3] Angtuaco, EJC, Fassas ABT, Walker R, et al. Multiple myeloma: clinical review and diagnostic imaging [J]. Radiology, 2004, 231 (1): 11-23.

[4] Sharnoff JG, Belsky H, Melton. Plasma cell leukemia or multiple myeloma with osteosclerosis. Am J Med, 1954, 17 (4): 582-584.

[5] Rodriguez AR, Lutcher CL, ColemanFW. Osteosclerotic myeloma [J]. Jama, 1976, 236 (16): 1872-1874.

[6] McCluggage WG, Jones FGC, Hull D, et al. Sclerosing IgA multiple myeloma [J]. Acta Haematol, 1995, 94 (2): 98-101.

[7] Mundy G R, Raisz L G, Cooper R A, et al. Evidence for the Secretion of an Osteoclast Stimulating Factor in Myeloma [J]. New England Journal of Medicine, 1974, 291 (20): 1041-1046. J Med, 1974, 291 (20):

1041-1046.

[8] Mohamed M, Brain T, Khalafallah A. Dramatic response of diffuse osteosclerosis secondary to multiple myeloma using thalidomide with melphalan and prednisolone [J]. J Clin Oncol, 2014, 32（23）：85-87.

14 骨痛+贫血+肾功能损伤≠多发性骨髓瘤

文/马 玲 路 瑾

病例介绍：

患者男性，48岁，主诉：左下肢疼痛10个月余。

患者自2016年5月起无明显诱因出现左下肢疼痛，于青海当地医院行下肢平片检查，考虑"肌肉拉伤"可能，后理疗、针灸治疗。治疗效果欠佳，患者疼痛逐渐加重，当地医院进一步行髋关节MRI检查（2016年6月4日），结果提示"蜂窝织炎"。2016年6月4日下午患者突发意识障碍，伴发热，T_{max} 38.9℃，无畏寒、寒战，无口吐白沫，无四肢抽搐，无大小便失禁，就诊当地医院急诊科，完善检查后考虑"感染性中毒性休克、糖尿病酮症酸中毒、电解质紊乱"等，给予补液、降糖、纠正电解质紊乱，以及万古霉素抗菌治疗，患者意识转清，体温下降，2016年6月6日行蜂窝织炎切开引流术，疼痛逐渐减轻，继续万古霉素抗菌治疗。住院期间化验结果显示贫血（Hb 84g/L）、血肌酐正常（86μmol/L）。患者抗感染治疗1个月，体温持续正常，左侧下肢仍间断疼痛，髋关节活动受限，2016年9月20日于西安某医院行康复理疗。

2017年2月患者因"右侧眼底出血"就诊首都医科大学附属北京同仁医院，拟行眼科手术，其间检查提示血肌酐升高

（120μmol/L）。后于北京某三甲医院进一步检查，血常规：Hb 85g/L；生化检查：肌酐101.7μmol/L；Commb's 试验阴性；IgA 409mg/dl，IgG 1504mg/dl（复查IgG 2108mg/dl），IgM 88.8mg/dl，κ轻链1640mg/dl，λ轻链210mg/dl（↓）；血清蛋白电泳阴性；血尿免疫固定电泳阴性；血游离轻链κ 1 580mg/dl，轻链λ 736mg/dl。头颅、胸部、全脊柱骨骼平片：未见骨质破坏；胸、腹、盆部CT：左髋部软组织肿块伴左髋关节多发骨质破坏，相应部位周围肌肉软组织明显肿胀；腹膜后及盆腔多发肿大淋巴结。为进一步诊治收入院。自发病以来，患者精神、食欲差，小便中有泡沫，无发热、盗汗、体重减轻等症状。

　　既往、个人、家族史：糖尿病病史10个月余。高血压病史3个月余。否认慢性肝肾疾病病史等。余无特殊。查体：贫血貌，胸骨压痛阴性，心、肺、腹查体无明显阳性体征，左侧髋部可见手术瘢痕。

问题1 　该患者是多发性骨髓瘤吗？

　　患者为中年男性，骨痛起病，病程中发现贫血、肾功能不全，检查提示免疫球蛋白浓度升高、骨质破坏、软组织包块，是多发性骨髓瘤吗？入院后复查血常规：WBC 8.93×10⁹/L，Hb 82g/L，平均红细胞体积（MCV）86.1fL，平均红细胞血红蛋白含量（MCH）27.9pg，平均血红蛋白浓度（MCHC）324g/L，PLT 363×10⁹/L；生化检查：LDH 186U/L，ALB 33.3g/L，BUN 15.98mmol/L，肌酐120μmol/L，Glu 10.09mmol/L（↑），血钙2.29mmol/L，血磷1.63mmol/L，血钾5.43mmol/L，估算肾小球滤过率：61.23；尿常规：蛋白（＋＋）；免疫检查：IgG 23.9g/L，κ轻链1920mg/

dl，λ轻链965mg/dl，β_2-微球蛋白6.72mg/L，κ轻链/λ轻链比值为1.99；血清蛋白电泳：阴性；血尿免疫固定电泳：阴性；24小时尿蛋白定量及定性：微量蛋白（尿）2.37g/L，24小时尿蛋白6.52g，尿量2750ml；尿游离轻链：κ轻链29.90mg/dl，λ轻链16.00mg/dl。进一步完善骨髓穿刺，骨髓形态：增生Ⅲ级，成熟浆细胞占6%；免疫分型：CD38st$^+$CD138$^+$浆细胞占0.79%，82.01%的浆细胞为正常表型。基因检测：*MAGE* C1/CT7、*MAGE* C2/CT10、*MAGE* A3均阴性；染色体G显带提示正常核型；MM-FISH：阴性。骨髓穿刺活检标本：骨梁间脂肪组织中可见灶片状增生的骨髓成分，可见三系细胞成分，少量淋巴细胞，免疫组化染色结果：CD20（−），PAX-5（−），CD3、CD5（散在＋），CD23（−），CD10（−），Bcl-6（−），CD138、CD38（散在＋），κ轻链、λ轻链（个别＋），Ki-67（40%＋），未见明确肿瘤成分。

患者正细胞正色素性贫血、肾功能不全、骨质破坏，似乎均指向骨髓瘤，但骨髓形态中浆细胞比例＜10%，骨髓活检未见肿瘤成分，IgG浓度升高，但非单克隆性，根据《中国多发性骨髓瘤诊治指南（2017年修订）》，目前患者达不到MM诊断标准。鉴于多发性骨髓瘤灶性分布特征以及为除外不分泌型MM，2017年4月患者进一步转诊至骨肿瘤科完善CT引导下髋关节病灶穿刺活检术，病理结果提示感染性病变可能性大。2017年4月12日患者进一步于全麻下行左髋关节病灶清除重建术，术中切除物送检病理：①（髋关节病灶）炎性肉芽组织、滑膜组织及增生的纤维胶原组织，其内可见多量薄壁血管及厚壁血管增生，伴间质黏液样变性、陈旧性出血及慢性炎症反应；（股骨头）表面坏死、炎症渗出物及肉芽组织形成，其下骨小梁间纤维组织明显增生，多量中性粒细胞、淋巴细胞及浆细胞浸润；②淋巴结反应性增生；另见凝血、纤维素性炎性渗出物及肉芽组织。免疫组化结果：CK（−），EMA（−），Ki-67（5%＋），SMA（−），CD34（＋），两次S-100（＋），Desmin（−），SOX10（−），ERG（血管＋），CD31（血管＋）。特殊染色：两次抗酸染色（−）。

至此，患者左髋部软组织肿块伴左髋关节多发骨质破坏，原因明确，为感染所致。通过积极抗感染、局部手术、清创等处理，患者贫血改善、血肌酐浓度逐渐下降，2017年7月随访患者Hb 101g/L，肌酐降至101μmol/L。

问题2 单纯免疫球蛋白浓度升高可以诊断疾病吗？患者为何会出现骨髓浆细胞比例升高？

对于免疫球蛋白浓度升高的患者，首先应鉴别增多的免疫球蛋白呈单克隆表现还是多克隆表现。单克隆性免疫球蛋白浓度升高多见于MGUS、MM、原发性淀粉样变性等淋巴浆细胞疾病，而多克隆性免疫球蛋白浓度升高多见于肝病、慢性感染、风湿免疫性疾病以及部分自身免疫性溶血性贫血、自身免疫性血小板减少症等。本例患者仅免疫球蛋白IgG升高，但血清蛋白电泳未见窄底高峰，血尿免疫固定电泳未见浓染密集条带，非单克隆性，再结合其后左髋关节病灶病理检查结果，考虑为感染所致可能性大。

骨髓中浆细胞比例正常值国内报道为0 ～ 1.2%，关于浆细胞增多的定义目前尚无统一标准，多数以比例超过3%或是5%定义为浆细胞增多。根据浆细胞性质，增多可分为两大类，一类为浆细胞克隆性增多，即原发于浆细胞的恶性疾病导致的浆细胞增殖，临床上常见引起单克隆性免疫球蛋白浓度升高的疾病，如MGUS、MM等；而另一类主要指反应性浆细胞增多，其临床表现主要与原发疾病相关而非浆细胞增多本身或分泌的免疫球蛋白引起，多为多克隆性浆细胞增多，引起多克隆性免疫球蛋白浓度升高，但也有少部分单克隆性，常见于结缔组织病、病毒/细菌等各种慢性感染、变态反应、慢性肝病等，类似于上述多克隆性免疫球蛋白浓度升高。骨髓浆细胞形态上接近正常浆细胞，比例一般＜10%，多色流式细胞术检测提示为多克隆性增生。

本例患者虽以骨痛起病，但后续活检证实为感染，且积极抗感染治疗，贫血、肾功能不全均改善，因此"RAB"症状均不能以浆细胞增殖或分泌的免疫球蛋白沉积脏器来解释。患者无浆细胞相关疾病的证据，免疫球蛋白为多克隆性，骨髓浆细胞比例＜10%，尽管流式细胞术检测发现增多的浆细胞中可见少量异常克隆性的浆细胞，但综合来看考虑反应性浆细胞增多可能性更大。

问题3 感染所致的急性肾炎、糖尿病肾病以及浆细胞疾病所致的肾损伤之间如何进行鉴别？

患者病程中出现大量蛋白尿、低蛋白血症、反复外周水肿，符合肾病综合征诊断。综合患者自身情况，病因需鉴别感染所致的肾小球肾炎、糖尿病肾病以及浆细胞疾病所致的肾损伤。

患者皮肤软组织重症感染，过程中出现感染性中毒性休克，过程中出现肾功能不全，需考虑感染所致的肾小球肾炎的可能性。感染所致的肾病中最常见的为链球菌感染后肾小球肾炎，多见于儿童，链球菌所致的肾小球肾炎以急性肾炎综合征为主要表现，常见血尿、蛋白尿、水肿、高血压和急性肾损伤。本病一般在感染控制后3～4周血肌酐可恢复至基线水平，血尿通常在3～6个月内消退，而对于存在肾病范围蛋白尿的严重患者，在血尿消失后，蛋白尿可能持续6个月或更长时间。其他微生物（如病毒和其他细菌）引起的感染后肾小球肾炎，临床表现类似。本例患者以大量蛋白尿为主，无血尿、脓尿等，感染控制后肌酐下降缓慢，总体与感染所致的急性肾炎不相符。

患者确诊糖尿病10个多月，虽时间短，但诊断后不久即发现糖尿病视网膜病变，糖尿病肾病与糖尿病视网膜病变均为糖尿病微血管病变的结果。研究显示合并肾病的1型糖尿病患者几乎均存在糖尿病的其他微血管病变体征，如视网膜病变和神经病变。合并明显蛋白尿和视网膜病变的2型糖尿病患者最可能存在糖尿病肾病，而那些没有视网膜病变的患者存在非糖尿病肾小球病变的可能性较高。基于肾病与视网膜病变之间的相关性，改善肾脏病预后与生活质量倡议（Kidney Disease Outcomes Quality Initiative，K/DOQI）工作组2007版的糖尿病和慢性肾病指南建议，如果糖尿病患者同时存在中度升高的白蛋白尿或蛋白尿及糖尿病视网膜病变，则大多数患者的慢性肾病是由糖尿病引起的。相反，如果此类患者无糖尿病视网膜病变，则应考虑导致慢性肾病的其他原因。

浆细胞疾病中最常见的为多发性骨髓瘤，骨髓瘤所致的肾损伤病理特点为轻链管型肾病，临床表现为急性肾损伤和蛋白尿，但轻链管型肾病患者的蛋白尿主要为单克隆性免疫球蛋白（本周蛋白）。其他单克隆性免疫球蛋白病所致的肾病目前可统称为有肾脏意义的单克隆性免疫球蛋白病（MGRS）。MGRS为一系列疾病，是指良性或癌前克隆性B细胞或浆细胞分泌的单克隆免疫球蛋白（M蛋白）引起的肾损伤，尽管MGRS是良性或癌前血液系统疾病，但是它对肾有严重影响，MGRS患者常发生进展性肾病，甚至是终末期肾病。MGRS肾脏病变主要由M蛋白在肾异常沉积或相互作用引起。这些M蛋白可为轻链、重链或完整的免疫球蛋白。MGRS相关肾病可以表现为急性或亚急性肾损伤、慢性肾病、蛋白尿和/或肾病综合征，或者电解质紊乱。最常见的症状为肾功能损害和蛋白尿，伴或不伴血尿。蛋白尿以白蛋白尿为主，这与MM不同。大多数疑似MGRS的患者需行肾活检，肾活检证实有M蛋白沉积于肾脏则可确诊MGRS，同时有助于进一步诊断、指导后续治疗。有下列临床情况时可推迟肾活检：①患者表现为白蛋白尿或肾病综合征，且已通过其他组织的活检结果确诊为AL型淀粉样变性。此时可在不行肾活检的情况下推定诊断为肾AL型淀粉样变性；②患者存在单克隆性免疫球蛋白病，且实验室检查结果符合范可尼综合征（Fanconi syndrome）（如氨基酸尿、肾性糖尿、低磷血症、低尿酸血症以及非肾病范围蛋白尿）。这些患者可推定诊断为轻链型近端肾小管病。除此之外均建议行活检。本例患者不符合MM诊断，无单克隆性免疫球蛋白浓度升高的证据，因此肾损伤不考虑浆细胞疾病所致。

治疗与转归：

通过积极抗感染、局部手术、清创等处理，患者贫血症状改善、血肌酐逐渐下降，2017年7月随访患者Hb 101g/L，肌酐降至101μmol/L。2019年8月复查Hb 140g/L，肌酐升高至179μmol/L（考虑糖尿病肾病可能性大）。

本例病例的启示：

单纯免疫球蛋白浓度升高，或伴有骨髓浆细胞比例升高，诊断意义不大。首先，我们应该通过各种检测手段明确免疫球蛋白和浆细胞的克隆性，重视血尿免疫固定电泳、多色流式细胞术的价值。相同临床表现背后致病机制不同，诊断治疗计划不同，努力搞清楚多系统、多症状之间的联系，仔细鉴别，减少误诊的发生。

作者单位：北京大学人民医院血液科；北京大学血液病研究所

参 考 文 献

［1］2017 中国骨髓瘤指南中国医师协会血液科医师分会，中华医学会血液学分会，中国医师协会多发性骨髓瘤专业委员会. 中国多发性骨髓瘤诊治指南（2017年修订）［J］. 中华内科杂志，2017，56（11）：866-870.

［2］张之南，沈悌. 血液病诊断及疗效标准. 第3版，北京：科学出版社，2007.

［3］Sagel I，Treser G，Ty A，et al. Occurrence and nature of glomerular lesions after group A streptococci infections in children［J］. Ann Intern Med，1973，79：492.

［4］Orchard TJ，Dorman JS，Maser RE，et al. Prevalence of complications in IDDM by sex and duration［J］. Pittsburgh Epidemiology of Diabetes Complications Study Ⅱ Diabetes，1990，39：1116.

［5］Huang F，Yang Q，Chen L，et al. Renal pathological change in patients with type 2 diabetes is not always diabetic nephropathy：a report of 52 cases［J］. Clin Nephrol，2007，67：293.

［6］KDOQI. KDOQI Clinical Practice Guidelines and Clinical Practice Recommendations for Diabetes and Chronic Kidney Disease［J］. Am J Kidney Dis, 2007, 49: S12.

[7] Knudsen LM, Hippe E, Hjorth M, et al. Renal function in newly diagnosed multiple myeloma-a demographic study of 1353 patients. The Nordic Myeloma Study Group [J]. Eur J Haematol, 1994, 53: 207.

[8] Leung N, Bridoux F, Hutchison CA, et al. Monoclonal gammopathy of renal significance: when MGUS is no longer undetermined or insignificant [J]. Blood, 2012, 120: 4292.

15 在颗粒中寻找病因

文/段文冰 路 瑾

病例介绍：

患者女性，65岁，主诉：背痛2个月。

患者2019年10月无诱因出现背痛，当地医院查血常规：白细胞计数 $3.57×10^9/L$，Hb 112g/L，血小板计数 $228×10^9/L$；生化检查：TP 88g/L，ALB 31g/L，血肌酐61μmol/L，Ca、LDH、ALT、AST、总胆红素（TBIL）、直接胆红素（DBIL）均在正常范围；IgG：43.3g/L，IgA：0.21g/L，IgM：0.19g/L；自身抗体 (−)，$β_2$-微球蛋白正常；胸部CT：纵隔淋巴结显示；扫及第9胸锥椎体局部密度降低，血管瘤不除外；脂肪肝。为求进一步诊治转入外院，查血常规：白细胞计数 $2.7×10^9/L$，Hb 110g/L，血小板计数 $168×10^9/L$；SPE：M蛋白 9.19 g/dl；IFE：IgG λ型。FCM：$CD45^+$ dim$CD38^+$ 细胞约占有核细胞的1.7%，表达CD38、CD56、CD117、CD138、CD268（约占异常细胞的94.0%）、cλ轻链，不表达CD19；$CD3^+$CD5dim的细胞约占有核细胞的6.3%，还表达CD2、CD8、CD57、TCR-α、TCR-β，表现符合大颗粒T淋巴细胞。结论：可见异常单克隆浆细胞及大颗粒T淋巴细胞。遂至我院，2019年10月31日完善骨髓穿刺：幼浆细胞占15%；FCM：$CD38^+CD138^+$ 克隆性浆细胞限制性表达cλ轻链，占6.17%（未做T细胞表型）。染色体检测：46，XX〔15〕。活检：不除外浆细胞疾病。基因检测：*MAGE*-C1/CT7 78.88%；*MAGE*-C2/CT10 0.6%；*MAGE*-A3 0.04%；IgH重排（−）；*WT*1（−）；*PRAME* 19.6%。分选FISH：1q21扩增48%；未见P53缺失；IgH易位阳性，具体易位类型结果待回报。现为进一步诊治收入我科。

既往史：冠心病十余年。

婚育史：育有1子1女，1子健康，1女患"先天性性染色体异常"，表型为肢体矮小，女性第二性征发育不明显。

入院后检查：白细胞计数：4.01×10^9/L，中性粒细胞绝对值（GRA）对数：1.83×10^9/L，血红蛋白含量：101g/L，血小板计数：202×10^9/L；免疫球蛋白A：0.24g/L，免疫球蛋白G：45.5g/L，免疫球蛋白M：0.286g/L。血免疫固定电泳：IgG λ型。尿免疫固定电泳阴性。24小时尿总蛋白：0.050g/L，24小时尿蛋白：0.11g，24小时尿量：2230ml。血清游离轻链：κ 8.61mg/L，λ 83.4mg/L，$k/\lambda = 0.1032$。EPO 155mIU/ml。骨髓形态：增生Ⅳ级，幼浆细胞占17%。FCM：$CD38^+CD138^+$浆细胞占6.17%，表达CD45dim、CD38、CD117、cλ轻链、CD56、CD138、CD200、CXCR4，部分细胞表达CD27、CD9，不表达CD19、CD34、CD279、CD81、CD33、CD7、CD5、CD10、CD23、CD22、CD20、c/mκ轻链、mλ轻链，为异常克隆性浆细胞，$CD20^+B$细胞占1.54%，κ轻链$^+$/λ轻链$^+$ = 1.18，比值正常，表型正常。FCM：$CD7^+CD5dim^+$细胞占淋巴细胞27.731%，比例增高，表达CD45、CD7、CD2、mCD3、CD8、CD45RA、CD52dim、CD16dim，部分细胞表达CD27、HLA-DR，不表达CD26、CD10、CD19、CD28、CD34、CD38、CD56、CD117、CD33、CD4、CD45Ro、CD57、TCR-α、TCR-β、CD25、CD197、CD279（PD1），为异常成熟T细胞。不除外T淋巴细胞增殖性疾病（T-LPD）。TCR Vβ：T细胞为TCR Vβ多克隆

细胞。电镜：镜下有核细胞以淋巴细胞为主，大小在 5 ～ 7μm 之间，细胞核类圆形或有切迹，核仁易见，胞质量较少，可见线粒体、内质网，个别细胞内可见数个大小不等的电子致密颗粒，超微结构特征不符合大颗粒 T 淋巴细胞白血病表型。头颅平片（-）；胸部 CT：双肺间质性改变合并渗出不除外。双肺透过度欠均匀，考虑通气灌注不良。右肺下叶陈旧性病变。腰骶 MRI：扫及诸椎体弥漫异常信号，符合多发性骨髓瘤，请结合临床。腰椎退行性骨关节病，L3/L4 ～ L5/S1 椎间盘膨出，L4/L5、L5/S1 椎间盘后突，局部椎管狭窄。颈胸段 MRI：扫及诸椎体弥漫异常信号，符合多发性骨髓瘤，请结合临床。颈椎退行性骨关节病，C3/C4、C5/C6 椎间盘轻度后突。T1 椎体内结节状高信号，考虑脂肪沉积。心脏超声造影：左室射血分数（Simpson-Biplane）78%；左室整体长轴应变（GLS）26.74%。

诊断：多发性骨髓瘤（IgG λ，DS 分期 ⅢA，ISS 分期 Ⅱ 期，R-ISS Ⅱ 期）。

治疗经过：RVD 方案。复查 M 蛋白浓度降至 6.7g/L，达到 PR。

问题1 该患者骨髓中的大颗粒表型细胞能否诊断大颗粒淋巴细胞白血病？

大颗粒淋巴细胞白血病（LGLL）在 WHO 的分类中归入成熟 T 细胞和自然杀伤细胞（NK 细胞）肿瘤中，根据细胞免疫表型不同，分为 T-LGLL、NK-LGLL 以及侵袭性 NK-LGLL，其中T-LGLL 在 LGLL 中常见，占 85%。LGLL 诊断时中位年龄为 66.5 岁，因其是惰性淋巴细胞增殖性疾病，中位生存期为 9 ～ 10 年，主要死于重症感染。

LGLL的诊断要点为慢性的T或NK细胞的单克隆性增殖，主要基于外周血形态学、免疫表型分析及克隆性证据3方面证实。T-LGL免疫表型通常为CD3＋、CD8＋、CD57＋，NK-LGL免疫表型通常为CD3－、CD8＋、CD16＋、CD56＋，有些患者为CD4＋，伴或不伴CD8＋。NK-LGLL的免疫表型为：CD2＋、sCD3－、CD3ε＋、TCR-α－、TCR-β－、CD4－、CD8＋、CD16＋、CD56＋。我们在临床中如果免疫分型提示LGL表型，不能匆匆下结论此患者是LGLL，一定要鉴别其是否为单克隆性。T-LGL发生TCR-β/γ重排，可作为T细胞克隆性的标志，其中TCR-γ是检测基因重排最常用的靶点，主要是由于基因重排发生于早期且不仅存在于γ、δ-T细胞，也存在于α、β-T细胞中。由于在成熟型白血病和淋巴瘤中，TCR-δ基因已被删除，因此对其不做常规检测。而TCR-β基因重排更适合作为α、β-T细胞的检测目标。目前，主要用变性凝胶电泳、荧光基因扫描或流式细胞术分析TCR-Vβ基因的基因谱型。目前，TCR-Vβ的单克隆抗体覆盖了75%的Vβ谱，并且与TCR的PCR有很高的重合性。

某些疾病会引起反应性LGL增多，此时需要鉴别，反应性LGL增多症老年多见，与病毒感染如EBV、巨细胞病毒（CMV）及人类免疫缺陷病毒（HIV）等感染或机体衰老有关。另外，在实体器官移植或骨髓移植、实体肿瘤、NHL中也可以见到反应性LGL增多。一般反应性LGL增多是多克隆性，持续数月左右，不会造成全血细胞计数减少等。

此例患者虽然两次流式细胞术免疫分型都可以看到有LGL表型，但患者TCR-Vβ克隆性鉴定为多克隆性，故考虑为反应性LGL增多，但诱因不详，在后期原发病治疗中需继续监测该群细胞。

问题2　浆细胞疾病能与大颗粒淋巴细胞白血病共存吗？

　　LGLL为淋巴系统疾病，一个患者会同时存在两个不同来源的血液系统肿瘤吗？我们在PubMed上搜索英文文献，对于LGLL合并浆细胞疾病，大部分仅为个案报道。2019年梅奥医学中心在 *Hematologica* 发表文章 *T-cell large granular lymphocytic leukemia and plasma cell disorders*，这是目前对于浆细胞疾病合并T-LGLL的病例数最多的一篇病例总结。该文章总结了梅奥医学中心1994—2018年诊断T-LGLL合并浆细胞疾病的患者，共22例，包括13例MGUS、5例MM、2例SMM、1例LPL和1例MGRS。其中4例患者是首先确诊T-LGLL，多年（79～207个月）后诊断浆细胞疾病（3例MGUS，1例MM）；11例患者MM和T-LGLL同时诊断（3例MGUS/MM，1例MGUS/LPL，5例MGUS，1例SMM，1例MM）；7例患者诊断浆细胞疾病后（10～90个月）诊断T-LGLL（2例MM，2例MGUS，1例SMM/MM，1例MM/AL，1例LPL）。这些患者中MGUS比例占到59%，因此文中提出对于MGUS患者的长期随访，如患者出现粒细胞计数减少，需要警惕T-LGLL。关于治疗：在9例活动性MM和T-LGLL的患者中，4例患者接受了针对T-LGLL的治疗，其中3例接受包括环磷酰胺（CTX）和泼尼松的方案治疗，治疗后粒细胞计数减少均缓解，1例患者数线治疗失败后行脾切除术。5例患者病程隐匿，故未接受T-LGLL相关治疗，且病情未受到MM治疗的影响。

　　另外Bareau及Sanikommu分别对其中心的LGLL患者做了统计分析，LGLL合并MGUS的患者比例分别占到10%（13/124）

和20%（41/204）

因此浆细胞疾病与大颗粒淋巴细胞白血病共存的概率虽然较小，但仍然是存在的。

本例病例的启示：

在临床中，如果免疫分型提示有LGL，一定要对该群细胞的克隆性进行鉴定，只有单克隆性的LGL，才能诊断LGLL，另外对于浆细胞疾病患者，确实会有少部分合并LGLL，特别是在对MGUS患者的随访中需要注意，如果患者出现白细胞计数下降，要注意有无合并LGLL的可能。

作者单位：北京大学人民医院血液科；北京大学血液病研究所

参 考 文 献

［1］Aline Moignet，Thierry Lamy. Latest Advances in the Diagnosis and Treatment of LargeGranular Lymphocytic Leukemia［J］. Am Soc Clin Oncol Educ Book，2018，38：616-625.

［2］Sidiqi MH，Aljama MA，Viswanatha DS，et al. T-cell large granular lymphocytic leukemia and plasma cell disorders［J］. Haematologica，2019，104（3）：e108-e110

16 慢性髓细胞白血病治疗中出现的浆细胞疾病和贫血

文/毕静怡 路 瑾

病例介绍：

患者女性，55岁，主诉：贫血，消瘦两年余。

患者2013年2月因消瘦就诊于当地医院，查血常规：白细胞计数99×10⁹/L，血红蛋白88g/L，平均红细胞体积78fl，平均红细胞血红蛋白24.2pg，平均红细胞血红蛋白浓度311g/L，血小板计数249×10⁹/L，考虑诊断为血液系统疾病，就诊我院。完善相关检查，骨髓细胞形态学：骨髓增生Ⅲ级，粒系细胞增生活跃，原始细胞占4%，比例偏高，中晚幼细胞比例偏高，中幼粒细胞占21%，晚幼粒细胞占20%，可见嗜酸、嗜碱性粒细胞，可见1%成熟浆细胞。免疫分型：为异常髓系表型。髓细胞占83.38%，部分细胞表达CD56，表型异常；嗜碱性粒细胞占6.30%，嗜酸性粒细胞占2.82%。分子生物学检查：*BCR-ABL*（P210）融合基因102.0%（正常值为阴性），*PRAME*基因0.7%（正常值为<0.3%），*WT*1基因6.7%（正常值为<0.6%），*JAK2*-617位点突变为阴性，*MPLW*515*L/K*突变检测为阴性。染色体核型分析G显带：46，XX，t（9；22）[20]。诊断为慢性粒细胞白血病（CML）慢性期，2013年5月开始口服甲磺酸伊马替尼（IM）每天400mg治疗。

2013年7月查血常规：白细胞计数 $3.26 \times 10^9/L$，血红蛋白 111g/L，血小板计数 $150 \times 10^9/L$。骨髓细胞形态学：骨髓增生Ⅳ级，粒系细胞占50%，早幼粒细胞占1%，浆细胞占9%，仅见少数有核红细胞，红细胞大小不等。BCR-ABL（P210）融合基因＝18.6%。染色体核型分析为 46,XX,t（9；22）［5］/46,XX［15］。CML疗效达到完全血液学反应（CHR）＋部分细胞遗传学反应（PCyR），无分子生物学反应。但患者使用伊马替尼不良反应明显，表现为全身水肿及严重皮疹，因无法耐受伊马替尼，改为尼洛替尼早晚各200mg口服。

2013年10月查血常规：白细胞计数 $3.99 \times 10^9/L$，血红蛋白 92g/L，血小板计数 $118 \times 10^9/L$。骨髓细胞形态学：骨髓增生Ⅳ级，原始粒细胞以下可见，比例为1%，杆状粒细胞比例偏低；早幼红细胞以下可见，晚幼红细胞比例偏高，成熟红细胞形态可见缗钱状排列；可见浆细胞占15%，比例偏高。BCR-ABL（P120）融合基因＝0.2%。2014年3月查血常规：白细胞计数 $4.43 \times 10^9/L$，血红蛋白93g/L，血小板计数 $112 \times 10^9/L$；骨髓增生Ⅳ级，浆细胞占15%，成熟红细胞部分呈缗钱改变。BCR-ABL（P210）融合基因＝0.064%。染色体核型分析为 46，XX［10］。达到 CHR＋完全细胞遗传学反应（CCyR）＋主要分子生物学反应（MMR）。后监测外周血BCR-ABL基因，波动在0.0069%～0.0070%（转换为国际标准值为0.0045%～0.0046%）。此时未做骨髓瘤其他相关检查，为除外药物不良反应调整尼洛替尼剂量，包括短暂停药，但患者贫血症状仍未明显改善，血红蛋白浓度波动在67～81g/L。

2015年4月，患者开始出现间断腰部疼痛，双下肢轻度水肿，余查体无特殊，完善相关检查。血常规：白细胞计数3.58×

10^9/L，血红蛋白65g/L，血小板计数71×10^9/L；生化检查：血清白蛋白32.4～27.0g/L，总蛋白浓度逐渐升高，由94.5 g/L升至112.6 g/L；M蛋白相关检测：免疫固定电泳（血）为IgA λ阳性，血M蛋白浓度3.52g/dl，免疫固定电泳（尿）：IgA λ＋游离λ轻链阳性，24小时尿M蛋白120.8mg。免疫相关检测：IgA83.7g/L（正常值为0.82～4.53g/L）；β_2-微球蛋白4.9mg/L；尿λ轻链1208mg/d，24小时尿蛋白1.69g。骨髓形态学：骨髓增生V级，粒系细胞占45%，粒系细胞以杆状核粒细胞和分叶核粒细胞为主，红系以中晚幼红为主，比例偏低，浆细胞占5%，比例偏高。免疫分型：部分表达CD38及CD138的细胞占4.27%，表达CD45、CD38、cλ轻链、CD138、CD56、CD20、CD200、CD9、CXCR4，不表达CD7、CD10、CD19、CD117、CD34、CD33、cκ轻链、CD13、CD28、CD22、CD123，为异常克隆性浆细胞。分子生物学检查：骨髓BCR-ABL（P120）融合基因0.013%，PRAME基因11.9%，MAGE-C1/CT7基因弱阳性。

最终诊断：CML慢性期合并多发性骨髓瘤（IgA λ型，DS分期Ⅲ期，ISS分期Ⅱ期，R-ISS分期Ⅱ期）。

治疗：2015年5月至2016年2月，由于经济原因，患者选择TCD方案（沙利度胺、环磷酰胺、地塞米松）化疗，共9个疗程。2015年7月患者外伤后出现右侧股骨头及骶髂关节处受损，股骨颈骨折，影像学检查考虑为溶骨性病变，暂停1次激素治疗，给予低分子量肝素抗凝，帕米膦酸固骨。

2016年2月，患者于我院复查。血常规无异常；M蛋白相关检查：血清蛋白电泳检测不到M蛋白，免疫固定电泳（血）IgA λ阳性，免疫固定电泳（尿）阴性；免疫相关检查：血IgA 4.29g/L，β_2-微球蛋白1.62mg/L，24小时尿蛋白0.65g。骨髓细胞形态学：

骨髓增生Ⅲ级，粒系细胞占35%，粒系细胞以杆状核细胞和分叶核细胞为主，红系细胞以中晚幼红细胞为主，浆细胞占1%。免疫残留：异常克隆性浆细胞占0.12%，表型为CD38＋、CD138＋、CD19－、CD56＋、CD117－、cκ轻链－、cλ轻链＋。分子生物学检查：*PRAME*基因0.28%。血液学评估为VGPR。后患者沙利度胺间断维持治疗，2019年10月再次疾病进展，给予伊沙佐米联合沙利度胺、地塞米松治疗，其间始终使用尼洛替尼治疗CML，CML疾病评估始终处于MMR，2020年4月随访存活，CML疗效MMR，骨髓瘤疗效PR。一线PFS 44个月。

问题1 患者CML治疗过程中贫血症状加重的原因是什么？

患者治疗CML过程中先后应用甲磺酸伊马替尼（IM）及尼洛替尼，在应用尼洛替尼期间贫血明显加重且经过药物调整不缓解。在Fachi的报道中，尼洛替尼的血液学不良反应要比其他类型的酪氨酸激酶抑制剂低，在不能单纯用药物的原因来解释贫血症状加重的情况下，要警惕其他疾病的可能性。

患者初诊CML时浆细胞比例仅为1%，在治疗后骨髓浆细胞比例升高，最高达15%；流式细胞术检测免疫表型示异常克隆性浆细胞；分子生物学检查：*PRAME*基因11.9%；免疫固定电泳（血）为IgA λ阳性，免疫固定电泳（尿）：IgA λ⁺游离λ轻链阳性；且患者后期出现逐渐加重的贫血及溶骨性病变。因此该病例符合多发性骨髓瘤（MM）的诊断标准，贫血症状的加重是因为患者合并MM。因此，当CML的患者治疗过程中出现贫血症状的加重时，要考虑到合并第二肿瘤（如MM）的可能性。

回顾既往相关文献，CML合并MM的相关报道较少，且发病机制未明。目前为止，国际上对CML合并MM的报道共25例，CML先于MM的共10例，MM先于CML的共8例，亦有这两种疾病同时发生的7例（表16-1）。从这25例病例的MM分型来看，IgG型占14/23（61%）；IgA型占6/23（26%）；轻链型占3/23（13%）。这与2005年Greipp等报道的2万余例大样本中MM亚型分布无明显差别。在疾病分期方面，文献报道较少，有报道的病例均在DS分期Ⅲ期。在8例诊断CML后接受伊马替尼治疗的患者中，MM中位发生时间为CML后28个月（3～65个月）。MM治疗方面，应用马法兰+激素治疗共8例；应用含硼替佐米化疗方案的共8例；化疗联合放疗共3例；未接受治疗3例。可见这两种疾病发生的先后顺序并不固定，MM分型无特殊规律。

目前对CML合并MM的发病机制也引起了诸多讨论，但至今都没有定论。一种观点认为这两种疾病存在共同起源。2003年研究者在CD138阳性的细胞中检测到有6%共表达CD117、CD13，4%共表达CD117、CD33，故猜想CML与MM可能都来源于多能干细胞。后研究发现针对*BCR/ABL*融合基因的靶向治疗药IM对MM治疗有效。就IM的作用机制酪氨酸激酶抑制而言，其可以抑制C-KIT蛋白，而C-KIT蛋白在多种恶性肿瘤，包括MM中均有一定程度的表达，故认为IM可同时治疗CML及MM。这一现象也支持了CML和MM可能存在共同来源的观点。另一种观点认为酪氨酸激酶抑制剂治疗CML过程中，诱发了MM。有研究检测了30例使用伊马替尼治疗CML患者的骨髓细胞，发现21例骨髓出现异常浆细胞表型，21/21患者CD19阴

表16-1 CML合并MM患者资料

序号	年龄（岁）	性别	两病发病间隔	CML治疗方案	WBC（×10^9/L）	MM分型	MM治疗方案	骨髓浆细胞（%）
CML、MM同时发病								
1	85	女性		不详	8.1	IgGλ	不详	32.8
2	66	男性		HU、IFN、BU	171	IgGκ	MP	3
3	72	女性		HU、IFN、BU	162.4	IgGκ	IFN、VD	3
4	58	男性		HU、BU、TG	140	IgGκ	MP＋3300 cGy	不详
5	81	男性		无	28.7	IgAκ	MP	不详
6	71	女性		IM	12.7	IgGκ	MP＋BD	不详
7	不详	不详		IM	不详	不详	BD	不详
CML先于MM发病								
8	76	男性	1年2个月	IM	不详	IgAκ	MP	60
9	68	男性	1年8个月	IM	不详	IgGλ	MP	25
10	71	男性	3年2个月	IM	不详	BJP-λ	不详	24.4

序号	年龄（岁）	性别	两病发病间隔	CML治疗方案	WBC（×10⁹/L）	MM分型	MM治疗方案	骨髓浆细胞（%）
11	65	女性	7年4个月	BU	43	IgG κ	BU＋PM＋2000 cGy	9
12	72	女性	3个月	IM	31.3	IgG κ	无	21.6
13	57	女性	5年5个月	IM	52.38	IgA κ	Thal，Dox，BD	不详
14	76	男性	3年	IM	18.8	IgA λ	无	不详
15	81	女性	18个月	不详	不详	不详	不详	不详
16	67	女性	3年	HU IM	82	IgA κ	不详	47.5
17（本文病例）	55	女性	2年2个月	IM	99	IgA λ	TCD	15
MM先于CML发病								
18	47	男性	2年9个月	不详	23.9	BJP-κ	无	9.8

序号	年龄（岁）	性别	两病发病间隔	CML治疗方案	WBC（×10⁹/L）	MM分型	MM治疗方案	骨髓浆细胞（%）
19	70	男性	2年9个月	不详	25.2	IgG κ	MP	25
20	71	男性	2年	HU	40.8	IgG κ	MP＋放疗	cluster
21	77	男性	2年9个月	6MP	145	BJP	BD、Cy、Len	9（胸骨）、12（髂骨）
22	64	女性	17个月	DA	14	IgG κ	3000 cGy	不详
23	51	女性	3个月	IM	不详	IgG	4 BD	不详
24	62	女性	17个月	不详	37.1	IgG κ	2VCD-2VCDD-6RVD	不详
25	60	男性	4年	达沙替尼	11.2	IgG κ	BD	不详

注：IM伊马替尼；MP马法兰＋醋酸泼尼松；IFN干扰素；VD硼替佐米＋地塞米松；BU白消安；PM 6-疏基嘌呤；Thal沙利度胺；Dox阿霉素；TCD沙利度胺＋环磷酰胺＋地塞米松；Cy环磷酰胺；Len来那度胺；VCD硼替佐米＋环磷酰胺＋地塞米松；VCDD硼替佐米＋环磷酰胺＋地塞米松＋阿霉素；RVD来那度胺＋硼替佐米＋地塞米松

性，12/21患者CD56阳性，因此认为在应用伊马替尼治疗CML时，增加了MM的发病风险。在中国的一项回顾性分析中显示在使用酪氨酸激酶抑制剂治疗CML患者中，3.14%罹患第二肿瘤，分别是结肠、胃、乳腺、肾、宫颈和淋巴结组织相关的肿瘤，这与欧洲发现的非黑色素瘤皮肤癌为最常见的CML患者第二肿瘤的研究结果不同，这两项报告均证实了用酪氨酸激酶抑制剂治疗CML的患者，罹患第二肿瘤的风险要比正常人高。

问题 3　　CML合并MM的患者治疗该如何兼顾呢?

目前，CML的一线治疗药物包括伊马替尼、尼罗替尼及达沙替尼；MM的治疗主要为以蛋白激酶抑制剂（如硼替佐米）为主的方案，免疫调节剂（如来那度胺、沙利度胺）、CD38单克隆抗体（如达雷妥尤单抗）以及ASCT均表现出了一定的疗效。有研究发现，伊马替尼除可抑制 *BCR/ABL* 融合基因外，尚可抑制 C-KIT蛋白，而C-KIT蛋白在MM中有一定程度的表达，所以伊马替尼可同时治疗CML及MM；硼替佐米也可用于对伊马替尼耐药的CML患者，可导致 CML细胞的凋亡。因此，两种疾病的一线药物合用有可能会同时抑制两种疾病的进展，这可能是该患者TCD方案治疗后一线PFS长达44个月的原因。

本例病例的启示：

CML合并MM的病例极为少见，目前对于这两种血液系统恶性肿瘤同时发生的机制仍不清楚，但这一罕见病例提示我们当CML患者贫血难以控制时，应警惕第二肿瘤。在治疗方面，酪氨酸激酶抑制和沙利度胺等联合使用使得该患者一线PFS长达44

个月。

作者单位：北京大学人民医院血液科；北京大学血液病研究所

参 考 文 献

［1］Fachi MM. et al. Haematological adverse events associated with tyrosine kinase inhibitors in chronic myeloid leukaemia：A network meta-analysis ［J］. Br J Clin Pharmacol. 85：2280-2291.

［2］Ahn S. et al. A rare case of chronic myelogenous leukemia and plasma cell myeloma in the same patient［J］. Ann Lab Med. 35：370-372.

［3］Pandiella A. et al. Imatinib mesylate（STI571）inhibits multiple myeloma cell proliferation and potentiates the effect of common antimyeloma agents［J］. BrJ Haematol. 123：858-868.

［4］Yin XF. et al. Incidence of Second Malignancies of Chronic Myeloid Leukemia During Treatment With Tyrosine Kinase Inhibitors［J］. Clin Lymphoma Myeloma Leuk. 16：577-581.

［5］Verma D. et al. Malignancies occurring during therapy with tyrosine kinase inhibitors（TKIs）for chronic myeloid leukemia（CML）and other hematologic malignancies［J］. Blood. 118：4353-4358.

迟到了18年的淋巴瘤

文/毕静怡　路　瑾

病例介绍：

患者男性，76岁，主诉：心悸、乏力2个多月，伴全身水肿1个多月。

1992年患者因腰痛乏力就诊于北京某三甲医院，B超提示"右肾肿物"，病理活检提示：右肾透明细胞癌。行右肾切除术，术中见肿瘤侵犯肾实质，未侵犯肾包膜及肾盂黏膜，输尿管未见肿瘤浸润，脂肪囊未见肿瘤细胞。术后患者拒绝化疗，选择应用干扰素α2b及中药治疗。1993年患者体检时，发现肺部阴影，胸部CT示：双肺广泛多发结节，应考虑肺泡细胞癌可能性，并应排除转移癌。后未取肺组织活检，在北京某三甲医院经影像学检查判断为"肺小细胞癌"，未见胸腔积液及全身转移。鉴于患者只有单肾且为"第二肿瘤"，患者要求不进行化疗，继续应用干扰素α2b及口服中药维持治疗。之后多次复查胸部CT未见进展。1996年做全身骨核素显像提示：左后第6肋及右后第9肋放射性增高及浓聚区，考虑肺癌骨转移。1998年，体检结果显示：Hb 94g/L，IgG 44g/L（正常参考值8～15g/L），肌酐133μmol/L。

2007年3月患者因"呼吸困难3天"就诊于北京某三甲医院，胸部CT提示：右肺中叶广泛实质性病变，双肺多发结节，新出现纵隔淋巴结，右侧少量胸腔积液，考虑肺泡细胞癌转移性可能性大。2008年3月患者再次因"呼吸困难并右胸部疼痛2天"就诊，血常规：Hb75g/L；生化检查：肌酐199mg/L；免疫相关检查：IgG 65g/L，IgM 0.88g/L，IgA0.98g/L；免疫固定电泳（血）：IgG λ阳性，免疫固定电泳（尿）λ轻链阳性。胸部CT提示：大量胸腔积液并压迫性肺不张，给予胸腔穿刺抽液减压术，并予以胸腔积液送病理检查，流式细胞学检测免疫表型示淋巴细胞占30.97%，主要为T细胞（27.34%），CD19占1.75%，单核细胞占5.08%，有核红细胞占3.43%，无明显幼稚细胞及浆细胞；染色体核型：46（X，Y）；骨髓活检：骨髓增生活跃，造血细胞成分占60%。后复查CT：两肺多发结节阴影，考虑转移可能。右肺中叶肺不张，考虑肿瘤性病变，纵隔内可见肿大淋巴结，未见胸腔积液。胸部FDG：右肺中叶高葡萄糖代谢灶，考虑恶性占位可能，双肺多发小结节及右侧锁骨下淋巴结葡萄糖代谢升高，考虑转移可能。后患者继续维持干扰素α2b及中药治疗。

2010年8月，患者因心悸乏力加重就诊于北京某三甲医院，查血常规：WBC 8.4×10⁹/L，Hb 74g/L，PLT 124×10⁹/L；生化：肌酐199 μmol/L，ALB 23g/L；免疫相关检查IgG 67.8g/L，IgM 0.9g/L，IgA 0.9g/L；骨髓穿刺检查骨髓形态学：成熟红细胞缗线状排列，未见浆细胞。流式细胞学：无明显幼稚细胞及浆细胞；染色体核型：46（X，Y）；骨髓活检：骨髓增生活跃，造血细胞成分占60%，未见单克隆性浆细胞。网织染色（+），免疫组化：CD61（+）、MPO（+）、CD20（+）、CD138（+）、κ轻链（+），浆细胞（＋/－）。外院诊断为：①肺泡细胞癌（Ⅳ期），双肺内转移，胸膜转移，骨转移，纵隔淋巴结转移，右胸腔积液；②右肾透明细胞癌术后（Ⅳ期）；③意义不明单克隆免疫球蛋白病（MGUS）。

2010年9月患者因免疫球蛋白浓度升高疑诊"MM"就诊于我院。完善相关检查，血常规：WBC $5.6×10^9/L$，Hb 72g/L，PLT $214×10^9/L$；生化：肌酐211μmol/L，ALB 21g/L；M蛋白相关检查：免疫固定电泳（血、尿）IgG λ阳性；免疫相关检查：$β_2$-微球蛋白11.8mg/L，IgG 71g/L，IgM 0.2g/L，IgA 0.6g/L；头颅X线片提示：可疑骨质破坏。骨髓穿刺：骨髓形态学，骨髓增生Ⅳ级，成熟红细胞缗线状排列，成熟浆细胞占1%；流式细胞术：（R3）占0.59%，表达CD38、CD138、CD19、cλ轻链，部分表达CD9，但CD117、CXCR4、CD20、CD33、CD28、cκ轻链、CD56、CD200、CD13均阴性，似为克隆性浆细胞，请结合临床。染色体G显带：无异常；分子生物学：IgH基因重排；骨髓活检：三系细胞成分存在，其间可见成片分布浆细胞及淋巴细胞（塑料包埋），但骨髓免疫组化结果κ轻链（-）、λ轻链（-），未见明确肿瘤成分（石蜡包埋）。因骨髓检查不似典型MM表现，且肺内巨大占位性病变，建议患者行纤维支气管镜检查，支气管镜肺泡灌洗液涂片：在大量淋巴细胞背景下，可见少量成团支气管镜黏膜碎片，其间见成团或散在的异性、裸核细胞，高度怀疑为肿瘤细胞，未见明显浆细胞或可疑淀粉样变性结果。支气管肺泡灌洗液流式细胞术免疫分型结果：共检测75000个细胞，主要为$CD45^+$、$CD19^+$、$CD38^-$、$CD138^-$细胞（79.4%），其中$CD19^-$、$CD38str^+$、$CD56^-$、$CD117^-$、$CD123^-$、$CD45^-$细胞占6.78%，不像典型浆细胞。气管镜穿刺病理首次结果示：穿刺组织为单一性肿瘤细胞增生浸润，细胞体积中等偏小，胞质丰富、粉染，核型圆形或不规则，核有偏位。CD3（个别细胞+）、PAX5（+）、Ki-67（＜5%＋）、CD38（+）、CD138（-）、κ轻链（-）、λ轻链（散在＋）、CD19（-）、CD20（+），考虑浆细胞来源肿瘤。经与临床联合查房后决定加做探针检测，显示为t（11；

18）（q21；q21）/API2-MALT1，最终诊断为肺黏膜相关淋巴组织淋巴瘤。

诊断：肺黏膜相关淋巴组织淋巴瘤（肺MALT淋巴瘤，Ⅳ期，IPI评分4分），肾透明细胞癌（Ⅳ期）。

问题1 患者从1998年开始出现IgG浓度升高，并伴有Hb浓度的下降和肌酐浓度的升高，是否可以诊断为多发性骨髓瘤？

MM的诊断条件：①骨髓单克隆浆细胞比例≥10%；②血清和/或尿中出现单克隆M蛋白；③骨髓瘤引起的相关表现（高血钙、肾功能不全、贫血、溶骨性破坏）。满足①②条，加上第③条的任一项，方可诊断为有症状多发性骨髓瘤。

1998—2009年，患者的IgG浓度由44g/L升至71g/L，Hb浓度由94g/L降至72g/L，肌酐浓度由133μmol/L升至211μmol/L；免疫固定电泳（血）：IgG λ阳性，免疫固定电泳（尿）：λ轻链阳性；头颅X线片提示：可疑骨质破坏；骨髓流式细胞学检测到疑似单克隆浆细胞的免疫表达。但是患者骨髓中浆细胞比例最高为1%，流式细胞学显示CD38$^+$、CD138$^+$同时还有CD19$^+$，不是典型的克隆性浆细胞表型；尽管骨髓活检使用塑料包埋方法看见了成片分布浆细胞及淋巴细胞，但骨髓免疫组化未显示是克隆性病变，对于仅有M蛋白的患者无法诊断多发性骨髓瘤。最终病理检查结果显示为肺黏膜相关淋巴组织淋巴瘤，黏膜相关淋巴组织淋巴瘤是一相对较为惰性的淋巴瘤，生长缓慢，故患者在1993年体检时就发现肺部病变，但2010年才得以确诊，其中干扰素的治疗也发挥了抑制肿瘤的作用。

因此，当患者出现单克隆免疫球蛋白浓度升高，贫血及肾功能下降时，并不一定都是MM。

问题2　那么如何解释患者免疫球蛋白升高的情况呢？

肺MALT淋巴瘤是一类起源于黏膜组织的低度恶性B细胞淋巴瘤，进展缓慢。近半数的患者就诊时无症状，或者以普通的呼吸道症状起病，如咳嗽、呼吸困难、胸痛和咯血等；出现B组症状的仅占23%左右；大约1/3的患者会出现单克隆免疫球蛋白血症，骨髓中可检测到少量浆细胞，这多与晚期骨髓侵犯有关，这就可以解释我们的患者为何会出现免疫球蛋白浓度升高的情况。体格检查多无异常；胸部影像学显示可分为4种类型，即实性、肿块实变、结节型和混合型。由于该病症状的不典型，常被误诊成肺癌、肺结核、结节病等，因此，患者确诊时约70%处于Ⅲ至Ⅳ期。

病理检查是诊断该病的唯一方法，病理组织多是通过肺手术、纤维支气管镜或超声引导下经皮肺活检获得的。肿瘤细胞由淋巴细胞、浆细胞和单核B细胞等组成。各种细胞的比例不同。肿瘤细胞较小，核稍不规则，胞质少。小淋巴细胞在支气管黏膜和淋巴上皮病变中广泛分布。表达CD20、CD79a和Bcl-2在内的B细胞抗原表达，而CD5、CD10和细胞周期蛋白D1（T细胞标志物）不表达。Ki-67通常很低。肺MALT淋巴瘤常伴有一系列基因损伤。最常见的染色体易位是t（11；18）（q21；q21），形成融合基因 BIRC3-MALT1；t（1；14）（p22；q32）是另一种常见的染色体易位，可引起 IGHV-BCL10基因过表达；t（14；18）

（q32；q21）形成 *IGHV-MALT*1 基因过表达，也可见于肺MALT
淋巴瘤。

　　单克隆免疫球蛋白浓度的升高不仅见于浆细胞疾病，也可见
于淋巴瘤，尤其是伴有浆细胞分化的淋巴瘤，如MALT淋巴瘤、
淋巴浆细胞淋巴瘤、套细胞淋巴瘤以及慢性淋巴细胞白血病，甚
至是弥漫大B细胞淋巴瘤。

本例病例的启示：

　　这个病例告诉我们，并不是所有单克隆免疫球蛋白浓度升
高并伴有贫血及肾功能下降的患者都是多发性骨髓瘤，还需要考
虑到伴有浆细胞表型的淋巴瘤，如黏膜相关淋巴组织淋巴瘤。肺
MALT淋巴瘤是一种惰性B细胞淋巴瘤，极为罕见，进展缓慢，
但预后良好。中位发病年龄为60岁左右，男性居多，可能与慢
性感染（无色杆菌等）和自身免疫紊乱相关，吸烟和慢性炎症刺
激为常见诱因。文献报道10%～29%的肺MALT淋巴瘤患者合
并结缔组织病。无特殊临床表现及影像学表现，易误诊为结核、
肺癌等。诊断依赖于病理检查，在肺部疾病抗感染治疗后没有改
善的患者中应该考虑肺MALT淋巴瘤，由于症状的不典型，约
70%患者确诊时处于Ⅲ～Ⅳ期。治疗方面，手术、化疗、放疗等
多种治疗方法均能达到比较满意的疗效，且长期生存率无明显差
异，预后较好，但是该病难以治愈。

作者单位：北京大学人民医院血液科；北京大学血液病研究所

参 考 文 献

［1］Asatiani E. et al. Monoclonal gammopathy in extranodal marginal zone lymphoma（ENMZL）correlates with advanced disease and bone marrow involvement. Am J Hematol，77. 144-146.

［2］田乐，朱军. 黏膜相关淋巴组织淋巴瘤病理学和临床研究进展［J］. 肿瘤，2014，34（5）：477-481.

［3］邹德慧，易树华，刘慧敏，等. 非IgM型淋巴浆细胞淋巴瘤临床及生物学特征研究［J］. 中华血液学杂志，2015，36：493-496.

［4］Borie R. et al. Pulmonary mucosa-associated lymphoid tissue lymphoma revisited. Eur Respir J，2016，4：1244-1260.

［5］Wang B. et al. Comparisons of surgery and/or chemotherapy in the treatment of primary pulmonary mucosa-associated lymphoid tissue lymphoma. Ann Thor Cardiovasc Surg，2015，21：109-113.

［6］Bertoni F. et al. MALT lymphomas：pathogenesis can drive treatment. Oncology（Williston Park），2011，25：1134-1142，1147.

18 红细胞与浆细胞的碰撞

文/毕静怡 路 瑾

病例介绍:

患者男性,58岁,主诉:乏力1个多月。

2004年10月患者于当地医院体检,血常规:WBC(11.7~13.9)×10^9/L,Hb 197~213g/L,PLT(113~245)×10^9/L;血清EPO低于正常水平;行骨髓穿刺检查:骨髓形态学示增生活跃,粒细胞、红细胞及巨噬细胞均增生,红系细胞增生显著;分子生物学检查:*JAK2V*617基因阳性。体格检查:脾大(肋下6.4cm),余无特殊;诊断真性红细胞增多症(PV),给予羟基脲、阿司匹林治疗,后监测血常规WBC、PLT恢复正常,Hb 153~177g/L,羟基脲逐渐减量,自觉脾缩小,未复查B超,2007年后患者自行停药,未复诊。

2009年9月患者无诱因出现乏力,后症状渐加重,于当地医院行相关检查:血常规:WBC 1.77×10^9/L,Hb 48g/L,PLT 37×10^9/L;贫血相关检查:维生素B_{12} 138pg/ml,FA 1.85ng/ml,FER 286.4ng/ml;胸片提示肺部感染,抗感染治疗后好转。2009年11月患者就诊于我院,体格检查:双下颌及双侧腹股沟可触及多个淋巴结,质软,无压痛,大者直径1cm。肝肋下4cm,脾肋下平脐水平,Ⅰ线15cm,Ⅱ线14cm,Ⅲ线1.5cm,质硬。余无特殊。

实验室相关检查：M蛋白相关检查：免疫固定电泳（血）阴性，免疫固定电泳（尿）κ轻链阳性；24小时尿M蛋白11.9g，尿κ轻链1110mg/dl。免疫相关检查：β_2-微球蛋白7.56mg/L，IgA 0.202 g/L，IgG 4.93g/L，IgM 0.163g/L。24小时尿蛋白：673.2mg。肌酐：70μmol/L。

骨髓穿刺：骨髓形态学示增生Ⅲ～Ⅳ级，粒细胞数量与红细胞数量之比为2.75：1，红系细胞增生受抑，成熟红细胞缗钱状排列不明显，浆细胞系统异常增生，幼浆细胞占80%，胞体较大，核大，呈圆形，核染色质较细，胞质丰富，呈蓝色，有泡沫感，可见双核、多核浆细胞；免疫分型：异常浆细胞（R3）占33.14%，表达CD38、CD138、cκ轻链，部分细胞表达CD20，且CD19、CD45、CD117、CD56、CXCR4、CD9、CD28、cλ轻链为阴性。分子生物学检查：*JAK2*基因阳性，基因型为G和T杂合子。*PRAME*基因20.5%，*BCR-ABL*基因阴性。

诊断及治疗：多发性骨髓瘤（κ型，DS分期ⅢA期，ISS分期Ⅲ期）合并真红细胞增多症（PV）。行BD方案（硼替佐米、地塞米松）化疗。2个疗程后，患者达血液学PR。4个疗程后，骨髓中浆细胞比例升高，改为TCD方案（沙利度胺、环磷酰胺、地塞米松）。1个疗程后，改为TD方案（沙利度胺、地塞米松）维持治疗。其间患者血液学达到非常好的部分缓解（VGPR）。2013年3月，患者疾病进展。2014年1月开始使用RCD方案（来那度胺、环磷酰胺、地塞米松）维持治疗。后随访过程中，患者未规律用药，2017年7月死亡。

问题1　真性红细胞增多症（PV）合并多发性骨髓瘤（MM）的诊断是否可以确立？

PV诊断条件的主要标准：①男性Hb > 165g/L；②骨髓活检示三系细胞高度增生伴多形性巨核细胞；③有 *JAK2* 基因突变。次要标准为血清EPO水平低于正常参考值水平。PV诊断需符合3条主要标准或第1、2条主要标准和次要标准。

2004年患者查体时发现Hb为197～213g/L，血清EPO低于正常参考值水平；行骨髓穿刺检查：骨髓形态学示增生活跃，粒细胞、红细胞及巨噬细胞均增生，红系细胞增生显著；分子生物学检查：*JAK2V617* 基因阳性。符合3条主要标准及次要标准，可诊断为PV。

患者从2009年9月开始出现乏力、贫血及蛋白尿等症状；免疫固定电泳（尿）：κ轻链阳性；24小时尿M蛋白：11.9g，尿κ轻链1110mg/dl；骨髓形态学示：浆细胞异常增生，幼浆细胞占80%；流式细胞术检测免疫表型示异常克隆性浆细胞；分子生物学检查：*PRAME* 基因20.5%。因此，患者可以诊断为PV合并MM。

问题2　该病例如何与 TEMPI 综合征相鉴别？

TEMPI综合征是一类罕见的浆细胞疾病，也是以红细胞增多为显著特征，2011年首次被学者Sykes提出，临床表现为以下五联征：毛细血管扩张（T），EPO浓度升高和红细胞增多（E），单克隆免疫球蛋白血症（M），肾周积液（P），肺内分流（I），患者必须满足前3条症状且应除外常见的引起红细胞增多和M蛋白的其他疾病方可诊断。目前对该病的发病机制尚不清楚，大多数理论认为其临床表现可能与异常克隆性浆细胞及M蛋白有关，EPO升高是浆细胞异常刺激的结果，进而导致红细胞及Hb增多，所以该病突出表现为浆细胞的增殖与EPO及Hb的升高同步发生，随着治疗后M蛋白浓度的下降，EPO的水平以及Hb也会随之下降。

该患者在2004年时，骨髓中检测到红系细胞异常增生，*JAK2V*617基因阳性，患者EPO水平是降低的，这是与TEMPI综合征的情况不符合的。后来患者在确诊MM时，已经出现了贫血的症状，如图18-1所示，在治疗过程中，尿M蛋白浓度逐渐降低，而Hb浓度逐渐升高（48～168g/L）。2013年，患者出现疾病进展，骨髓中浆细胞比例回升，尿M蛋白增多，但此时Hb浓度是呈现下降趋势的，因此，浆细胞及M蛋白的变化趋势与Hb及EPO是不一致的，与TEMPI综合征的情况不符。因此，综上所述，该患者可排除TEMPI综合征。

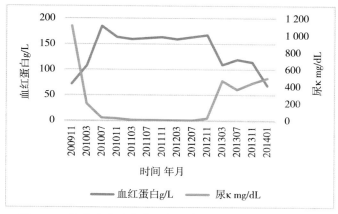

图18-1　患者治疗过程中血红蛋白及尿κ轻链的变化趋势

问题3 患者在患PV5年后确诊MM，是药物的相关作用还是单纯合并第二肿瘤呢？

回顾既往文献，从1949年至今报道的PV合并MM的病例有22例，其中9例是同时确诊两种疾病，13例是PV确诊早于MM，中位间隔时间为5年；本例患者在确诊PV后采用羟基脲治疗，既往PV合并MM的患者大多采用静脉放血以及P^{32}治疗。P^{32}治疗最大的不良反应是远期发生治疗相关性白血病或骨髓异常增生综合征（MDS）。但目前并无研究证实PV的常规治疗（如羟基脲、静脉放血等）存在发生MM的不良风险。

虽然PV合并MM的病例数较少，有以下几种假说，第一种假说是红细胞增多症可能是浆细胞增生异常的一种副肿瘤现象。MM相关的红细胞增多症可能是由MM相关的肾疾病、副肿瘤性EPO的产生或单克隆蛋白在负责EPO分泌的氧感应途径上的直接作用引起的，但这一理论要求在红细胞增多症之前先有浆细胞恶性肿瘤的发生。第二种假说是Brown等人提出的造血干细胞有序演变模型。在这个模型中，干细胞首先有可能成为巨核细胞，然后分化或失去这种潜能，接下来有可能成为红细胞，再接着是中性粒细胞、单核细胞、B细胞和T细胞谱系潜能的有序序列，这就可以解释MM、MDS和AML等可能发生在真性红细胞增多症的晚期，是造血干细胞克隆改变的结果，造血干细胞克隆随后仍有可能在不同的成熟期发育成不同的细胞系。第三种假说是IL-6的作用，IL-6在髓系祖细胞和浆细胞的分化过程中都起一定作用，其可由肿瘤性浆细胞自分泌，由单个核细胞激活或者骨髓微环境旁分泌。它的受体普遍存在于大多数组织中，MPD患者血清的IL-6水平较高，IL-6与其受体的结合导致JAK-STAT途径的酪氨酸磷酸化并促进转录因子，目前对IL-6的研究主要在MM与原发性骨髓纤维化方面，对于PV等其他类型的骨髓增殖性疾病的研究较少。

本例病例的启示：

PV合并MM的病例十分罕见，目前全球报道的病例总计22例，其中9例是同时确诊两种疾病，13例是PV确诊早于MM，没有发现MM先于PV确诊的病例。但目前为止对两者的发病机制尚不明确，目前存在干细胞共同起源、IL-6相关作用等多种学说。临床症状方面，由于PV的影响，该类患者出现贫血的概率较低，余症状无特殊。治疗方面，PV患者易形成血栓，并且容易发生骨髓纤维化以及向急性白血病转化，应当在确诊后立即展开治疗。另一方面，虽然治疗MM过程可以间接缓解PV的症状，但具体治疗应该视患者情况而定，对于冒烟型多发性骨髓瘤以及进展缓慢的MM患者，应该采用观察及保守治疗的方式，特别应严格控制烷基化剂的使用，但对于MM疾病进展较快的患者，应采取积极的治疗。目前，PV合并MM的病例数量太少，因此，对于该病的预后以及影响预后的因素尚不明确，有待于病例的进一步积累。

作者单位：北京大学人民医院血液科；北京大学血液病研究所

参 考 文 献

[1] Barbui，Tiziano，Thiele，et al. Masked polycythemia veradiagnosed according to WHO and BCSH classification［J］. AmJ Hemato，2014，1（89）：199-202.

［2］Sykes，David B，Schroyens，et al. The TEMPI Syndrome-a novel multisystem disease［J］. N Engl J Med，2011，365：475−477.

［3］Meera，Yogarajah，Ayalew，et al. Leukemic Transformation in Myeloproliferative Neoplasms：A Literature Review on Risk，Characteristics，and Outcome［J］. Mayo Clin Proc，2017，92：1118−1128.

［4］Rosean，Timothy R，Tompkins，et al. Preclinical validation of interleukin 6 as a therapeutic target in multiple myeloma［J］. Immunol Res，2014，59：188−202.

19 轻链重链一起沉

文/毕静怡　路　瑾

病例介绍：

患者男性，47岁，因"发现血肌酐升高1年，尿蛋白4个多月"收住我院。

患者体检发现血肌酐升高、尿蛋白阳性、高脂血症，未诊治。既往高血压5年，近1年血压正常，停用降压药。入院查体：BP 120/70mmHg，舌体不大，腹部查体未见明显异常，双下肢轻度凹陷性水肿，余查体无明显异常。

完善相关检查显示：M蛋白相关指标：血、尿免疫固定电泳为IgG λ阳性；IgG 24.1g/L，IgG亚类测定：IgG12 130.0mg/dl；血清游离轻链：κ 36.6mg/L，λ 144mg/L，dFLC 107.4mg/L；补体C3：468mg/L，补体C4：56mg/L。骨髓形态学：增生Ⅴ级，浆细胞占1.5%；流式细胞术检测免疫表型示CD38$^+$、CD138$^+$浆细胞占0.19%，64.29%的细胞表达CD45dim、CD38、CD56、CD138、cλ轻链、CD27、CD200、CXCR4，不表达CD19、CD34、CD279、CD81、CD33、CD117、CD10、CD9、CD7、CD5、CD23、CD22、CD20、c/mκ轻链、mλ轻链，为异常克隆性浆细胞；染色体G显带及FISH未见异常；分子生物学检查：MAGE-C1/CT7为3%，MAGE-C2/CT1为0.01%、MAGE-A3为0.49%、WT1、PRAME表达正常，IgH重排阴性。淀粉样变性累及脏器评估：

肾：肌酐246μmol/L；尿常规：蛋白（＋＋＋），红细胞4～6/
HPF；尿红细胞形态：正常占32%，棘状占3%，面包圈状
占58%；24小时尿蛋白：7.75g；血清白蛋白19.9g/L，三酰甘
油1.94mmol/L，总胆固醇8.80mmol/L；腹部超声：双肾弥漫性病
变；肾穿刺活检病理：光镜可见28个肾小球，其中4个缺血性硬
化，其余肾小球系膜区、节段毛细血管壁及小动脉壁可见大量无
细胞性、刚果红染色阳性物质沉积（图19-1），刚果红染色阳性
物质在偏振光下呈苹果绿双折光，肾小球基膜不均匀增厚，部分
可见睫毛征；肾小管上皮细胞空泡及颗粒变性，约15%肾小管
萎缩；肾间质灶状淋巴及单核细胞浸润伴纤维化；免疫荧光可
见5个肾小球，IgA（－）、IgG（＋＋）、C1q（－）、C3（－）、FRA（－）、
HBsAg（－）、HBcAg（－）；κ轻链（－）、λ轻链（＋＋＋）、IgG1（＋
＋）、IgG2（－）、IgG3（－）、IgG4（－），沿系膜区、小动脉壁团块
样沉积（图19-2）；电镜：肾小球系膜区、上皮下可见大量排列
紊乱、无分支的纤维样物质沉积（图19-3），直径7～10nm，上

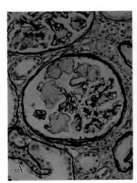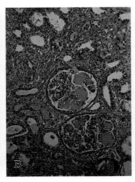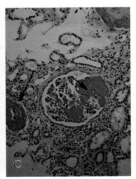

图19-1　肾穿刺活检病理（光镜）

A（×400，PASM）、B（×200，Masson）：在肾小球系膜区可见大量无细胞
物质沉积（红色箭头）；C（×200，刚果红）：在肾小球系膜区、小动脉壁可见大
量刚果红阳性物质沉积（黑色箭头）

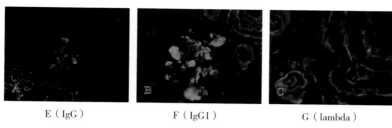

E（IgG）　　　　　F（IgG1）　　　　　G（lambda）

图 19-2　肾穿刺活检病理（免疫荧光染色）

A：IgG 阳性；B：IgG 亚型 IgG1（＋＋）；C：λ 轻链阳性

图 19-3　肾穿刺活检病理（电镜）

肾小球系膜区、上皮下可见大量排列紊乱、无分支的纤维样物质沉积

皮细胞足突弥漫融合。符合轻重链型淀粉样变性（AHL，IgG1λ）肾病。心脏：心肌损伤标志物肌钙蛋白 0.073ng/ml；NT-ProBNP 2089.0ng/L；心电图：室性早搏，ST-T 改变，提示 V1、V2 呈 QS 型，且 T 波直立，V1～V3 导联 r 波递增不良；超声心动图：左室舒张功能减退，室间隔舒张末期厚度约为 1.4cm，左室射血分数正常。其他淀粉样变性相关脏器未累及。

诊断及治疗：轻重链型淀粉样变性（IgG1 λ 型，2012Mayo 分期 Ⅱ 期，累及心脏、肾）。给予患者 BCD 周方案（硼替佐米、环磷酰胺、地塞米松）化疗。4 个疗程结束后，血液学评估 PR（dFLC 51.1mg/L，注：血液学部分缓解的标准为 dFLC 下降＞50％），心脏缓解（NT-ProBNP 1309.0ng/L，注：心脏缓解标准为 NT-ProBNP 下降＞30％ 且＞300ng/L），肾未缓解（24 小时尿蛋白 5.08g）。患者目前已完成自体外周血干细胞采集，拟行自体干细胞移植。

问题1　什么是轻重链型淀粉样变性（AHL）？

淀粉样变性是由于淀粉样蛋白质沉积在细胞外基质，造成沉积部位组织和器官损伤的一组罕见疾病，可累及肾、心脏、肝等多个器官及组织，最常见的淀粉样变性是轻链相关的系统性淀粉样变性（AL），其沉积物仅由免疫球蛋白轻链或其片段错误折叠沉积形成，而AHL是由单克隆重链同时伴有轻链组成的不溶性纤维在细胞外沉积致病。

AHL的临床表现为：①中老年男性患者；②患者大多数以肾疾病起病，表现为以清蛋白为主的蛋白尿或肾病综合征，常常出现镜下血尿；③易出现低血压，尤其是直立性低血压或者既往血压高而近期正常或偏低；④累及心脏时常表现为左心室肥厚，不伴高血压或左心室高电压以及不明原因的NT-proBNP升高。此外，患者还可能出现非缺血性心肌病变伴不充血性心力衰竭、肝增大伴碱性磷酸酶的显著升高、腹泻与便秘交替、眶周紫癜、舌体腺增大等。

AHL的实验室表现为

（1）M蛋白相关：血和/或尿免疫固定电泳为单克隆重链合并轻链，血清游离轻链差值常升高。

（2）骨髓形态学：浆细胞比例升高，可大于10%；流式细胞术检测免疫表型为异常克隆性浆细胞；分子生物学表现为浆细胞相关的基因改变。

（3）病理检测为确诊"金标准"，活检部位一般选择受累器官（首选肾），表现为：①刚果红染色阳性，并在偏振光下呈苹果绿双折光，或者电镜可见排列紊乱、无分支、直径在7～10nm的细纤维；②免疫球蛋白抗体免疫组化或荧光染色检查结果为单克隆的重链以及单克隆轻链阳性。

（4）受累脏器：①肾：尿蛋白阳性，红细胞阳性，三酰甘油及总胆固醇常升高；②心脏：左室间隔增厚，NT-ProBNP升高；③其他脏器：如肝，表现为碱性磷酸酶不明原因升高等。

因此，结合该患者的临床表现和实验室检查，可以诊断为轻重链型淀粉样变性（AHL）。

问题2　AHL 患者累及脏器的表现及骨髓表现与 AL 有什么异同吗？

累及脏器的表现：该患者累及脏器为肾及心脏，肾受累的表现为以清蛋白为主的蛋白尿或者肾病综合征，并且伴有镜下血尿；心脏受累均表现为左室间隔增厚及NT-ProBNP不明原因升高，这些表现与AL并无明显区别。但是汇总既往文献中AHL病例：肾累及率为95.8%，心脏累及率为37.5%，肺累及率为4%，肝累及率为4%，胃肠道累及率为4%；29%的患者出现镜下血尿，罕见肉眼血尿。因此，AHL累及部位与AL无显著差别，但心脏受累的比例以及程度都是较轻的，且出现镜下血尿的概率较大。

骨髓形态学：虽然该患者的浆细胞比例为1.5%，但文献综合分析AHL患者骨髓中浆细胞比例＞10%者占46%；流式细胞术检测浆细胞表面免疫标志、荧光原位杂交技术以及染色体核型分析G显带检测细胞遗传学、*MAGE-C1/CT7*表达与AL无明显差别。

问题3 AHL 患者的治疗及预后与 AL 有何区别？

在目前淀粉样变性的治疗中，以蛋白酶体抑制剂（如硼替佐米）为主的 BD、BCD 方案，以免疫调节剂（如来那度胺、沙利度胺）为主的 RVD、RD、TCD、TD 方案，还有 CD38 单克隆抗体（如达雷妥尤单抗）以及 ASCT 均表现出了一定的疗效。根据可以收集到的病例分析，AHL 患者的治疗方案与 AL 类似，尽管 Nasr SH 等人在文献中提到大部分 AHL 的患者在完成一定疗程的化疗及 ASCT 后都取得了肾以及血液学的缓解，且 AHL 患者的预后要比 AL 患者好，但是根据目前我们收集到的资料（表19-1），相比 AL 患者，AHL 患者的肾受累情况无显著性差异，且并没有足够的数据支持可以说明 AHL 患者的预后要好于 AL 患者。但 AHL 患者心脏受累的发生率及程度较低，这可在一定程度上解释 AHL 患者的生存率高于 AL 患者的现象。

本例病例的启示：

AHL 是由单克隆重链同时伴有轻链组成的不溶性纤维在细胞外沉积致病的一种淀粉样变性疾病，到目前为止，最常见的系统性淀粉样变性是 AL，发病率为每年每百万人有 6.1 ～ 10.5 例。而 AHL 发病率极低，目前全世界报道的只有 21 例，国内仅报道 1 例但未治疗。汇总现有病例，目前出现的 AHL 患者均为男性，血、尿免疫固定电泳阳性率高且为完整的单克隆免疫球蛋白；肾受累表现为以清蛋白为主的蛋白尿，可出现肾病综合征，镜下血尿常见，肾活检病理可见刚果红染色阳性物质多部位沉积（系膜区、毛细血管壁、小动脉、肾间质），淀粉样物质 PAS 染色偏

表19-1 AHL临床特点、治疗及预后

病例	年龄（岁）	IFE血/尿	血清游离轻链	累及脏器	临床表现	治疗及预后
1	62	IgG1 λ/-	NA	心脏、肾	蛋白尿（2g/d）	化疗，持续NS未缓解
2	60	IgG1 λ/IgG1 λ	N	心脏、肾	蛋白尿（10g/d）	ASCT，2个月后使用马法兰，4年后血液学CR
3	59	IgA κ/IgA κ	κ/λ: 0.26	肾、胃肠道	蛋白尿（2.5g/d）	ASCT，1个月后使用马法兰，1年后PR，后血液学复发、肾进展
4	NA	IgG1 λ/-	NA	肾	NA	NA
5	NA	IgG λ/-	NA	肾	NA	NA
6	NA	IgG1 λ/-	NA	肾	NA	NA
7	NA	IgG1 λ/-	NA	肾	NA	NA
8	NA	IgG1 λ/-	NA	肾	NA	NA
9	NA	IgA1 κ/-	NA	肾	NA	NA
10	NA	*1	NA	肾	NA	NA
11	NA	IgA λ/-	NA	肾	NA	NA
12	NA	IgM λ/-	NA	肾	NA	NA
13	69	*2	NA	肺	肺炎	肺部手术、缓解

病例	年龄（岁）	IFE 血/尿	血清游离轻链	累及脏器	临床表现	治疗及预后
14	73	IgG1 λ/IgG1 λ	NA	肾	蛋白尿（9g/d）	NA
15	64	IgG1 λ/IgG1 λ	κ 2.29mg/L；λ 36.3mg/L；κ/λ: 0.06	肾	蛋白尿（4.1g/d）、镜下血尿	BD 6疗程，血液学 CR
16	59	IgA κ/IgA κ	κ 3.99mg/L；λ 2.57mg/L；κ/λ: 1.55	肾	蛋白尿（2.5g/d）、镜下血尿	ACST后 VGPR，11个月后复发，BD后血液学缓解，肾功能下降
17	57	IgG λ/IgG λ	κ 36.4mg/L；λ 136mg/L；κ/λ: 0.29	心脏、肾	蛋白尿（2.2g/d）、心肌梗死	NA
18	66	IgA λ/IgA λ	NA	心脏、肾	蛋白尿、镜下血尿、充血性心力衰竭	NA
19	59	IgG3 λ/IgG3 λ	κ 2.04mg/L；λ 5.41mg/L；κ/λ: 0.52	心脏、肾	蛋白尿、肉眼血尿	NA，死亡

续 表

病例	年龄（岁）	IFE血/尿	血清游离轻链	累及脏器	临床表现	治疗及预后
20	66	IgA κ/IgA κ	κ 19.9mg/L；λ 20.8mg/L；κ/λ：0.96	心脏、肾	蛋白尿（7.32g/d）	马法兰+地塞米松，15月后存活
21	87	IgG κ/IgG κ	κ/λ：21.8	肾	蛋白尿	利妥昔单抗+来达莫司汀，NA
22	53	IgG2 λ/IgG2 λ	κ 11.27mg/L；λ 45.5mg/L；κ/λ：0.24	心、肾	蛋白尿（3.72g/d）、镜下血尿	CD38单抗+BCD周方案8个疗程，血液学CR，肾缓解
23	47	IgG1 λ/IgG1 λ	κ 36.6mg/L；λ 144mg/L；κ/λ：0.25	心脏、肾、肝	蛋白尿（7.75g/d）、镜下血尿	BCD周方案4个疗程，血液学PR，心脏缓解，肾未缓解
24	54	IgG λ/IgG λ	κ 52.7mg/L；λ 234mg/L；κ/λ：0.22	心脏、肾	蛋白尿（5.69g/d）、镜下血尿	BCD周方案6个疗程，血液学PR，心脏进展，肾缓解，肝缓解

*1肾病理为IgA1 κ轻链型，但血、尿免疫固定电泳均未检测到M蛋白；*2肾病理为IgG1 λ轻链型，但血、尿免疫固定电泳均未检测到M蛋白

深，免疫荧光可见单克隆重链合并轻链团块样沉积，与淀粉样物质沉积部位一致，可伴明显的C3沉积；心脏受累少见，骨髓中浆细胞比例高。治疗及预后与AL无显著差异。但是由于目前所能收集到的AHL病例数目太少，因此得出的数据的统计学意义值得商榷，该病的发病机制、临床表现及预后也有待于进一步讨论。

作者单位：北京大学人民医院血液科；北京大学血液病研究所

参 考 文 献

［1］中国系统性淀粉样变性协作组. 系统性轻链型淀粉样变性诊断和治疗指南［J］. 中华医学杂志，2016，96：3540-3548.

［2］Nasr，Samih H，Said，et al. The diagnosis and characteristics of renal heavy-chain and heavy/light-chain amyloidosis and their comparison with renal light-chain amyloidosis［J］. Kidney Int，2013，83：463-470.

［3］Priyamvada PS，Srinivas BH，Parameswaran，et al. Heavy and Light chain amyloidosois presenting as complete heart block：A rare presentation of a rare disease［J］. Indian J Nephrol，2015，25：106-109.

［4］Yang Liu，Lei Wen，Ling Ma. MAGE genes：Prognostic indicators in AL amyloidosis patients. Cell MolMed，2019，23：5672-5678.

［5］Picken MM. Non-light-chain immunoglobulin amyloidosis：time to expand or refine the spectrum to include light＋heavy chain amyloidosis［J］. Kidney Int，2013，83：353-356.

20 巨大骨旁浆细胞瘤，何去何从？

文/刘　扬　路　瑾

病例介绍：

患者男性，41岁，企业管理人员，主诉：间断右腹股沟及下肢疼痛1年、加重十余天。

患者入院前1年多活动后出现右侧大腿及腹股沟区疼痛，休息后缓解，未重视。入院前十余天（2018年2月）因疼痛加重就诊外院，查髋关节MRI提示右侧髂骨及周围软组织肿块（图20-1），为进一步诊治，收入我院骨肿瘤科。右侧髂骨及周围软组织有一肿块，累及右侧髋臼、髂腰肌，DWI高信号，T1低信号，伴有局部淋巴结肿大，但其他部位骨质信号异常不显著。入院查体：右侧髋部轻度压痛，双侧坐骨神经走行区无压痛，双下肢主动活动无受限、直腿抬高及加强试验阴性。骨盆分离及挤压试验阴性。下肢血运感觉未见异常。入院后完善PET-CT检查：①右侧髂骨见代谢活性增高肿块，累及右侧髋臼及髂腰肌，直径$11.8cm \times 6.6cm \times 15.0cm$，伴SUV摄取明显增高，$SUV_{max}$ 28.5；②右侧髂血管旁、右侧腹主动脉旁多发淋巴结肿大，

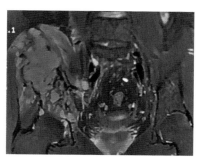

图20-1　患者髋关节MRI

代谢活性增高（最大淋巴结位于右侧髂血管旁，最大径3.1cm，SUV 2.7～6.1）。患者PET-CT高摄取SUV髂骨及旁淋巴结如图20-2所示，其余部位未见异常。入院后完善肿块活检：纤维组织可见弥漫及条索状排列细胞成分，细胞核偏位，部分胞质丰富。免疫组化显示：CK（-），EMA（+），CD3（-），CD20（-），CD38（+），CD138（+），MUM-1（+），κ轻链（-），λ轻链（+），Ki-67（5%＋），符合浆细胞瘤。血常规：白细胞计数$8.5×10^9$/L，血红蛋白浓度155g/L，血小板计数$438×10^9$/L。生化检查：总蛋白82.7g/L，白蛋白42.4g/L，血肌酐77μmol/L，尿素氮6.07mmol/L，血清钙2.2mmol/L，碱性磷酸酶73U/L。免疫球蛋白：IgA 19.2 g/L，IgG 9.1g/L，IgM 0.689g/L。血$β_2$-微球蛋白：4.21mg/L。血清蛋白电泳：M蛋白占比12.3%、浓度10g/L。血免疫固定电泳：IgA λ轻链＋。尿免疫固定电泳：λ轻链＋。尿轻链定量：κ轻链13.10mg/dl，λ轻链7.56mg/dl。血清游离轻链定量：κ 25mg/L、λ 91.2 mg/L、κ/λ＝0.2741。骨髓检查：形态显示成熟浆细胞占3%，免疫分型未见克隆性浆细胞，癌睾抗原*MAGE*基因（-），染色体G显带及荧光原位杂交未见异常。既往、个人、家族史无特殊。

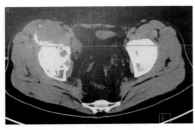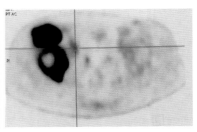

图20-2 患者PET-CT检查

患者为中年男性，慢性病程。临床表现为右侧大腿及腹股沟区疼痛，进行性加重。MRI及PET-CT均可见右侧髂骨骨质破坏及局部软组织包块，高SUV摄取伴周围淋巴结肿大及SUV摄取增高。M蛋白浓度10g/L，无贫血、肾功能不全、高钙血症。骨髓涂片及免疫分型未见异常浆细胞。

问题 诊断多发性骨髓瘤还是孤立性浆细胞瘤？

病理证实为浆细胞瘤时，需要累及至少两处不相连的病变（骨或者髓外，表20-1），才能诊断多发性浆细胞瘤。该患者右侧髂骨旁的淋巴结病变究竟是浆细胞瘤所致，还是因为局部病变压迫引起淋巴回流障碍，是区分诊断的关键。如果认为是两处病变，应该诊断为"多发性浆细胞瘤"（macrofocal multiple myeloma），治疗上等同于经典的多发性骨髓瘤。如果认为是一处病变，应该诊断为巨大孤立性浆细胞瘤（SP）伴局部淋巴结受累。

表20-1　多发性骨髓瘤与孤立性浆细胞瘤鉴别诊断要点

疾病类型	浆细胞瘤	M蛋白	骨髓单克隆比例	CRAB症状	影像检查的病灶数	进展风险
孤立性浆细胞瘤	+	非必需	–	–	单一	3年内进展MM：10%
孤立性浆细胞瘤伴骨髓轻度受累	+	非必需	＜10%	–	单一	3年内进展：SBP：50%EMP：20%
多发性浆细胞瘤	+	非必需	＜10%	可能存在	多病灶	
多发性骨髓瘤	非必需	+	＞10%	+	均可	

孤立性浆细胞瘤（SP）占浆细胞疾病3%～6%，分为孤立

性骨的浆细胞瘤（SBP）、孤立性髓外浆细胞瘤（EMP）。1992～2004年美国国立癌症研究所（SEER）数据库显示SP发病率为0.33/10万，SBP发病率高于EMP，总体男女性别比例为1.66：1。2008～2014年瑞典登记组研究显示SP发病率为0.293/10万。SBP：EMP＝2：1，总体男女比例＝1.7：1。2年内进展为MM的比例（35% SBP vs 7% EMP）。SP的危险因素包括：年龄（＜40岁预后最佳、40～60岁居中、＞60岁预后最差）、骨髓免疫分型检出克隆性浆细胞、血清游离轻链比值异常、病理高微血管密度、PET-CT高SUV摄取者预后不佳，包块大小（直径4～5cm以上预后不佳）。因此，结合该患者情况，具备3个危险因素，即巨大包块（直径11.8cm）、血M蛋白浓度＞0.5g/L以及PET-CT SUV高摄取。

治疗及预后：

尽管无法确定患者究竟是两处病变还是一处病变，也就是无法确定诊断多发性浆细胞瘤还是巨大孤立性浆细胞瘤伴局部淋巴结受累。从孤立浆细胞瘤角度该患者危险因素过多，进展为活动性骨髓瘤风险很高，故我们建议给予该患者治疗。

我们给予该患者PAD方案（硼替佐米、脂质体阿霉素、地塞米松）化疗。3个疗程后评估，患者症状缓解，血清蛋白电泳未见M蛋白，免疫固定电泳弱阳性。2018年5月行普乐沙福方案自体干细胞采集（未行自体移植）。2018年6月行局部放疗（总量50Gy）共5周。放疗后评估复查PET-CT未见局部包块及高摄取灶。随访至2020年3月，患者无特殊不适，无疾病进展存活。

本例病例的启示：

确诊孤立性浆细胞瘤需要进行全面全身影像学的评估，推荐PET-CT。明确多灶性病变＋无CRAB症状＋骨髓浆细胞占比＜10%，需要考虑多发性浆细胞瘤诊断。孤立性浆细胞瘤诊断后需要进行危险度分层。

作者单位：北京大学人民医院血液科；北京大学血液病研究所

参 考 文 献

［1］J Caers，B Paiva，E Zamagni，et al. Diagnosis，Treatment，and Response Assessment in Solitary Plasmacytoma：Updated Recommendations From a European Expert Panel［J］. J Hematol Oncol，2018，11（1）：10.

［2］Hareth Nahi，Anna Genell，Göran Wålinder，et al. Incidence，Characteristics，and Outcome of Solitary Plasmacytoma and Plasma Cell Leukemia. Population-based Data From the Swedish Myeloma Register［J］. Eur J Haematol，2017，99（3）：216−222.

［3］Graça M Dores，Ola Landgren，Katherine A McGlynn，et al. Plasmacytoma of Bone，Extramedullary Plasmacytoma，and Multiple Myeloma：Incidence and Survival in the United States，1992−2004［J］. Br J Haematol，2009，144（1）：86−94.

［4］Mahmut Ozsahin，Richard W Tsang，Philip Poortmans，et al. Outcomes and Patterns of Failure in Solitary Plasmacytoma：A Multicenter Rare Cancer Network Study of 258 Patients［J］. Int J Radiat Oncol Biol Phys，2006，64（1）：210−217.

［5］Bruno Paiva，Mauricio Chandia，Maria-Belen Vidriales，et al. Multiparameter Flow Cytometry for Staging of Solitary Bone Plasmacytoma：New Criteria for Risk of Progression to Myeloma［J］. Blood，2014，124（8）：1300−1303.

［6］David Dingli，Robert A Kyle，S Vincent Rajkumar，et al. Immunoglobulin Free Light Chains and Solitary Plasmacytoma of Bone [J]. Blood, 2006, 108 (6): 1979−1983.

[7] Shaji Kumar, Rafael Fonseca, Angela Dispenzieri, et al. Prognostic Value of Angiogenesis in Solitary Bone Plasmacytoma [J]. Blood, 2003, 101: 1715−1717.

[8] Richard B Wilder, Chul S Ha, James D Cox, et al. Persistence of Myeloma Protein for More Than One Year After Radiotherapy Is an Adverse Prognostic Factor in Solitary Plasmacytoma of Bone [J]. Cancer, 2002, 94 (5): 1532−1537.

21 没有M蛋白的肾单克隆免疫球蛋白沉积

——如何诊断及治疗？（1）

文/刘 扬 路 瑾

病例介绍：

患者女性，52岁，职业：水泥公司办公室经理。患者2018年3月因"间断眼睑水肿1年；发现贫血半年"为主诉就诊我院血液科门诊。

患者2017年3月无诱因出现眼睑水肿，2017年7月发现血压升高（140～155/85～90mmHg），就诊当地医院，查尿常规：尿蛋白微量、潜血（＋＋）、红细胞84个/μl、白细胞28个/μl，化验微量蛋白提示肾小球源性，尿β微球蛋白0.32g/L（正常参考值＜0.23g/L）、尿转铁蛋白13.5g/L（正常参考值0～2.41g/L）、尿IgG 25.5mg/L（正常参考值＜9.6mg/L）、尿α1-微球蛋白正常。曾给予中药汤剂及中成药间断治疗（血尿安、肾康宁；汤剂成分不详）。2017年9月发现贫血，血红蛋白浓度105g/L、平均红细胞体积86.5fL、平均红细胞血红蛋白浓度327g/L，白细胞、血小板计数正常；造血原料检查：铁蛋白、叶酸、维生素B12正常。生化检查：血肌酐84μmol/L、尿素氮8.15mmol/L，白蛋白35g/L。补体浓度下降（C3 0.35g/L，C4 0.02g/L）。2017年10月发现血肌酐升高至115μmol/L、尿素氮7.33mmol/L。完善免疫学指标检查：ANA谱：ANA 1：40 ～ 80、抗Ro-52抗体（+）。免疫球蛋白IgG、IgA、IgM正常，抗人球蛋白试验阴性。唾液腺核素显像未见异常，唇腺活检：散在局灶浆细胞浸润（30 ～ 50个），不能诊断具体结缔组织病。血尿免疫固定电泳阴性。骨髓形态：增生活跃，粒红比＝8.65：1，淋巴细胞、浆细胞比例未见异常。2018年1月患者就诊于北京某三甲医院，复查血红蛋白85g/L，网织红细胞占比3.53%，促红细胞生成素13.98mIU/ml（正常参考值4.5 ～ 31.88mIU/ml），血肌酐108μmol/L，尿素氮6.79μmol/L，白蛋白37g/L，C3 0.303g/L、C4 0.013g/L，IgG 6.31g/L、IgA、IgM正常，IgG亚类正常，尿蛋白微量，尿红细胞80个/μl，24小时尿蛋白0.48g，血尿免疫固定电泳及血蛋白电泳阴性，血清游离轻链κ 14.4mg/L（正常参考值3.3 ～ 19.6mg/L），血清游离轻链λ 57.9mg/L（正常参考值5.7 ～ 26.3mg/L），κ/λ＝0.249（正常参考值0.26 ～ 1.65），抗人球蛋白试验阳性（未描述分型），乳酸脱氢酶231U/L，胆红素正常。自身抗体谱，磷脂谱阴性，冷球蛋白阴性，红细胞沉降率正常，NT-proBNP 396 pg/L（正常参考值＜125pg/L）、肌钙蛋白正常。骨髓穿刺涂片：增生活跃，粒红比＝1.9：1，成熟浆细胞占0.5%，可见嗜多色红细胞，可见个别嗜血现象。

患者肾活检结果

（1）光镜：25个肾小球，1个球性硬化。系膜细胞及系膜基质弥漫重度增生、系膜结节广泛形成，伴有管内增生，毛细血管襻堵塞。个别区域系膜溶解，毛细血管襻瘤样扩张。偶见球囊粘连，未见新月体形成。肾小管上皮细胞广泛颗粒空泡变性，少数区域可见基膜绸带样增厚。肾小管局灶性变性萎缩、管腔狭窄。管腔内可见蛋白管型。肾间质水肿，局灶性轻度纤维化，局灶性炎症细胞浸润。个别肾小动脉管壁增厚。免疫固定电泳：γ3（+++）、C3（+++）、C1q（++）、IgG（+，主要以线状及细颗粒状沉积于系膜区）；肾小球基膜及部分小管基膜γ1（−）、γ2（−）、γ4（−）、κ（−）、λ（−）、淀粉样物质A（−）、IgA（−）、IgM（−）、纤维蛋白原（FIB）（−）、刚果红染色（−）。病理学诊断：重链沉积病（HCDD）。

（2）电镜：1块肾组织，可见2个肾小球。肾小球系膜细胞和基质中至重度增生、节段插入，节段性内皮细胞增生，内皮下、系膜区及基膜内粗颗粒状及泥沙样电子致密物沉积，基膜节段增厚伴双轨征，上皮足突大部分融合。肾小管上皮细胞溶酶体增多，部分萎缩。肾间质淋巴单核细胞浸润伴胶原纤维增生。结合光镜，符合膜增生性肾小球肾炎，以重链沉积病可能性大。

2018年2月初按照自身免疫性溶血性贫血给予泼尼松60mg每天1次口服，共1个月，治疗后肾功能不全及贫血无改善。

病例特点及分析：

患者为中年女性，慢性病程。临床表现为肾炎综合征（微量肾小球源性蛋白尿、血尿、肌酐轻度升高、高血压）+贫血+补体下降+抗人球蛋白试验阳性；肾活检病理提示膜增生性肾小球肾炎，轻链双阴性，重链IgG3（+++）。血尿免疫固定电泳阴性。综合以上特点考虑诊断重链沉积病（HCDD）明确。

重链沉积病是单独的免疫球蛋白重链沉积于肾，光镜和电镜下都是均一的泥沙样物质沉积，可于内皮下、系膜区、毛细血管基膜沉积，任何染色方法都不能查见轻链，包括免疫荧光、石蜡修复的组化、免疫电镜等。如果出现轻链，沉积方式也是泥沙样，就是重轻链沉积病。判断重链的单克隆方式就要看重链的亚类，如都是IgG3。

该患者入院后进行骨髓免疫分型的检查，我们进行胞质重链的检测以判断骨髓浆细胞胞质内是否只有一种类型的重链。形态：成熟浆细胞占4.5%，比例偏高；基因检测：癌睾抗原*MAGE-C1/CT7* 0.12%；染色体G显带正常；结合磁珠分选的荧光原位杂交提示免疫球蛋白重链IgH重组阳性，进一步鉴定并非t（11；14）、t（4；14）、t（14；16）。我们进行了浆细胞胞质重链的检测，部分浆细胞均一表达胞质IgG（黑色、P12亚群），提示可能存在骨髓单克隆浆细胞（图21-1）。

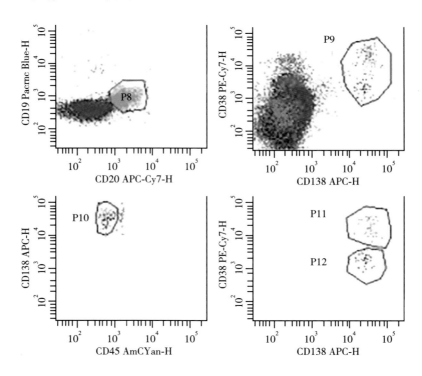

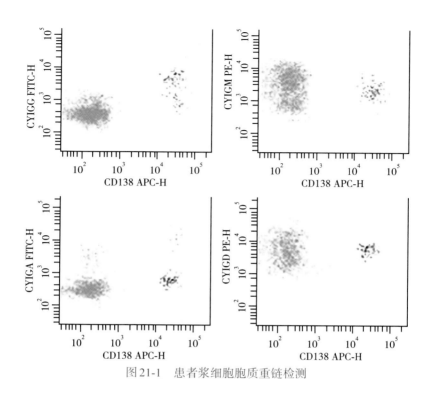

图21-1　患者浆细胞胞质重链检测

没有外周血/尿M蛋白，可以诊断有肾脏意义的单克隆性免疫球蛋白病（MGRS）吗？可以诊断重链沉积病吗？

当血、尿中M蛋白与游离轻链检测为阴性，肾活检病理十分明确为单克隆免疫球蛋白或者其片段沉积，沉积物光镜及电镜形态符合，排除其他情况后也可以诊断。不同于轻链型淀粉样变中98%的患者存在至少血M蛋白、尿M蛋白、游离轻链比值三者之一阳性，部分MGRS患者并无外周单克隆M蛋白的证据。刘志红等报道11例HCDD患者中57.1%存在血清免疫球蛋白单克隆条带（均为IgG λ）。Nasr等报道显示86%的HCDD患者存在血清免疫球蛋白单克隆条带（3例IgG，1例IgA）。需要注意的是，因为重链沉积病是重链某一亚类的单克隆，如本例患者中的IgG3，常规的免疫固定电泳并无法完成IgG亚类的鉴定，总IgG鉴定灵敏度不够，是这一类疾病外周血尿M蛋白部分阴性的原因之一。

骨髓免疫分型鉴定浆细胞克隆性是寻找血液系统单克隆浆细胞证据的另一种重要途径。对于重链沉积病，因为异常的浆细胞分泌游离重链，因此需要行胞质重链检测。

问题2　MGRS是否都需要治疗？什么时候进行抗浆细胞疾病治疗？

MGRS患者的肾损伤进展速度不一样，但总体都需要进行治疗以延缓肾损伤进展。目前认为针对异常血液学克隆的治疗会转化为肾功能的获益。尤其是随着新药，如蛋白酶体抑制剂、免疫调节剂的出现，相比传统化疗其不良反应轻微，治疗带来的风险很低，因此更加推荐进行治疗。如果鉴定存在异常克隆浆细胞是导致肾损害的原因，需要抗浆细胞疾病治疗，如应用硼替佐米等。如果鉴定是单克隆B细胞相关，可以考虑抗B细胞治疗如利妥昔单抗等。

治疗及预后：

我们首先尝试给予该患者促红细胞生成素及继续糖皮质激素的治疗，其间加用环磷酰胺200mg，每周1次，但是监测患者肾功能、尿常规、24小时尿蛋白仍无改善。2019年3月开始给予

BD方案（硼替佐米、地塞米松）治疗，共4个疗程。2020年2月随访患者无水肿、血尿、血压正常，复查24小时尿蛋白0.08g，血肌酐79μmol/L。

本例病例的启示：

MGRS致病机制包括沉积效应及其他作用。沉积效应鉴定相对容易，但高度依赖肾活检存在单克隆免疫球蛋白或其片段沉积的证据，血尿免疫固定电泳阴性及游离轻链比值正常不能除外MGRS。骨髓免疫分型可以进一步辅助诊断。重链沉积病是少见的MGRS类型，总体上MGRS一旦诊断应该给予积极的治疗，以延缓或逆转肾功能的恶化。

作者单位：北京大学人民医院血液科；北京大学血液病研究所

参 考 文 献

［1］范芸，徐峰，陈浩，等．重链沉积病的临床病理特点［J］．肾脏病与透析肾移植杂志，2013，22（3）：230-237.

［2］Samih H Nasr，Anthony M Valeri，Lynn D Cornell，et al．Renal Monoclonal Immunoglobulin Deposition Disease：A Report of 64 Patients From a Single Institution［J］．Clin J Am Soc Nephrol，2012，7（2）：231-239.

［3］Frank Bridoux，Nelson Leung，Colin A Hutchison，et al．Diagnosis of Monoclonal Gammopathy of Renal Significance［J］．Kidney Int，2015，87（4）：698-711.

22 没有M蛋白的肾单克隆免疫球蛋白沉积

——如何诊断及治疗？（2）

文/刘 扬 路 瑾

病例介绍：

患者女性，63岁，退休人员，2019年5月因"间断肉眼血尿、蛋白尿近1年"入院。

患者2018年6月发现肉眼血尿，就诊外院肾内科，查尿常规：蛋白（＋＋），隐血（＋＋＋），白细胞（＋）。考虑"泌尿系感染"给予抗感染治疗后，复查尿蛋白（-），隐血（+），出院后在当地中医门诊口服中药（具体不详）半年。2019年1月13日再次出现肉眼血尿，就诊外院肾内科，查尿常规：白细胞45个/高倍视野，红细胞896个/高倍视野，蛋白（＋＋），血常规、凝血功能、血脂、肝肾功、电解质、尿本周蛋白、抗肾小球基底膜抗体正常。考虑诊断"慢性肾小球肾炎，尿路感染"，给予抗感染治疗效果欠佳，静脉泌尿系造影检查结果未见异常。2019年1月22日行膀胱镜检查：膀胱黏膜光滑，未见肿物，双侧管口可见喷尿呈淡红色，以左侧为著。建议行肾穿刺，患者拒绝。院外持续肉眼血尿，口服药物治疗（具体不详），效果欠佳。2019年3月初就诊北京某三甲医院：血常规：白细胞计数

$4.6×10^9$/L，血红蛋白84g/L，血小板计数$204×10^9$/L。白蛋白：32.3g/L，血肌酐127.6μmol/L，24小时尿蛋白定量1.27g。补体C3、C4正常。血清免疫固定电泳阴性。血游离轻链：κ 23.9mg/L，λ 34.3mg/L，κ/λ＝0.6968。血清免疫球蛋白正常，冷球蛋白阴性。自身抗体谱阴性。肾彩超：双肾囊肿。心脏彩超：室间隔厚度0.83cm，左室射血分数60.4%，主动脉瓣轻度反流，二尖瓣轻度反流，三尖瓣轻度反流。2019年3月初行骨髓涂片示：骨髓增生低下，粒红比＝18.3∶1，淋巴细胞占28%，浆细胞占1%。骨髓活检：未见淀粉样物沉积、刚果红染色阴性。骨髓免疫分型：$CD38^+CD138^+$浆细胞占有核细胞0.2%，其中异常单克隆浆细胞占浆细胞6.9%，表达cκ，不表达CD19、CD56、CD117、CD20、CD28、CD7、CXCR4、cλ。磁珠分选后行荧光原位杂交未见异常。于2019年3月初行肾穿刺活检术，活检结果如下。

（1）镜：肾活检组织可见29个肾小球，5个缺血性硬化，1个缺血皱缩，其余肾小球系膜细胞和基质轻至中度弥漫增生，节段内皮细胞增生伴少量中性粒细胞浸润，节段系膜插入伴双轨征形成，系膜区嗜复红蛋白沉积，其中1个细胞性、1个小细胞性、1个细胞纤维性新月体形成；肾小管上皮细胞空泡及颗粒状变性，多灶状刷毛缘脱落，灶状萎缩，管腔内可见多数红细管型；肾间质多灶状淋巴细胞、单核细胞及少量中性粒细胞浸润；小动脉管壁增厚，内膜纤维性增生硬化。

（2）免疫荧光：IgG＋，IgA－，IgM－，C3＋＋＋，C1q，FRA－，κ＋＋，λ－，IgG3＋＋，系膜区、节段毛细血管壁团块、颗粒样沉积；符合增生性肾小球肾炎伴单克隆IgG3 κ沉积及急性肾小管损伤。

病例特点及分析：

患者为中老年女性，慢性病程。临床表现为肾炎综合征：血尿、蛋白尿、肌酐轻度升高、高血压、贫血。肾活检病理提示膜增生性肾小球肾炎，系膜区、节段毛细血管壁团块、颗粒样沉积，重链IgG3＋＋＋、IgA－、IgM－、κ＋＋，λ－。冷球蛋白阴性。血尿免疫固定电泳阴性，骨髓可见少量单克隆浆细胞。综合以上特点考虑诊断增生性肾小球肾炎伴单克隆IgG沉积（PGNMID）明确。

问题　增生性肾小球肾炎伴单克隆 IgG 沉积如何诊断？

本例患者诊断为增生性肾小球肾炎伴单克隆IgG沉积，这是一类由单克隆IgG亚类沉积于肾导致的增生性肾小球病变，免疫荧光染色仅见单一IgG亚型和单一轻链沉积、颗粒状电子致密物沉积，但其沉积方式不同于单克隆免疫球蛋白沉积病（MIDD）。PGNMID为完整的单克隆Ig重链和轻链沉积于肾小球，并无小管间质受累，而MIDD是单一重链或轻链的片段沉积于肾小球及肾间质。MIDD可累及其他脏器，如心、肝等，PGNMID则无肾外受累。2004年Nasr等首次报道了10例PGNMID。Nasr提出的PGNMID诊断标准包括：①肾小球存在仅限于IgG某亚类的单克隆沉积和单轻链类型，肾组织病理类型为毛细血管内膜增生、膜增生或膜性特征；②电镜下沉积物为颗粒样（免疫复合型）；③排除冷球蛋白相关肾损害。IgG3的独特结构导致其通过Fc段激活补体和自我聚集的能力最强，从而更容易引起炎症细胞浸润致增殖性肾小球肾炎。但PGNMID并非均为IgG3亚型，在Nasr

首次提出 PGNMID 这一概念后，单克隆 IgA/IgM 沉积的增生性肾小球肾炎也陆续被报道。

MGRS 包括肾小球和肾小管间质疾病。肾小球疾病包括单克隆免疫球蛋白沉积病、淀粉样变性、Ⅰ型冷球蛋白血症、PGNMID、免疫触须样肾小球病和纤维性肾小球肾炎等。肾小管间质疾病包括轻链相关范可尼综合征/轻链近端肾小管病变及晶体储存组织细胞增多症等。

在存在血（尿）M 蛋白或游离轻链的情况下，肾组织病理证实为单克隆免疫球蛋白或其片段沉积，且沉积的 M 蛋白类型与血（尿）M 蛋白或游离轻链一致时 MGRS 诊断是很明确的并相对容易。当血（尿）M 蛋白或游离轻链检测阴性，肾组织病理十分明确为单克隆免疫球蛋白或者其片段沉积、沉积的光镜及电镜形态符合、排除其他情况也可以诊断。PGNMID 就常无法找到外周的单克隆 M 蛋白证据。Nasr 等于 2009 年报道的 37 例患者中仅 11 例存在血或者尿液 M 蛋白证据，占 29.7%。

对于血（尿）M 蛋白或游离轻链检测为阴性，肾组织病理典型的 MGRS 患者，迫切需要新型外周血单克隆 M 蛋白的检测手段，如血质谱分析在梅奥医学中心已经应用于部分淀粉样变性患者，显示出有希望的临床前景。这不仅有助于精确的诊断，而且对于后续治疗后的监测、早期根据血 M 蛋白情况考虑是否调整治疗是十分重要的。

治疗及预后：

2019 年 3 月开始给予患者 CyBorD 周方案（环磷酰胺、硼替佐米、地塞米松）治疗，共 4 个疗程。2019 年 12 月 25 日复查，24 小时尿蛋白下降至 0.06g，肌酐下降至 68μmol/L。

对于这种类型的MGRS患者，不能因为没有外周M蛋白就不进行治疗。参照其他MGRS患者的治疗经验，尤其是新药治疗带来的不良反应并不大，虽然没有血液学指标进行监测，类似于淀粉样变性的dFLC（血清游离轻链差值）＜40mg/L，抗浆细胞疾病治疗后进行器官功能缓解的评价也是一种监测方法。只是对于不同浆细胞疾病，治疗起效的中位时间及范围、何时可以转为二线治疗，这些仍然是没有解决的临床问题。刘志红等报道以沙利度胺为基础的方案治疗PGNMID的中位缓解时间为6.5个月。蛋白酶体抑制剂对于这一少见类型的MGRS的疗效需要进一步开展多中心相对大样本的总结，包括疗效、起效时间及范围、影响因素等。

本例病例的启示：

肾组织病理出现增生性肾小球肾炎伴肾小球免疫球蛋白沉积，通常为IgG沉积时，需要考虑多种可能的疾病诊断（图22-1）。如

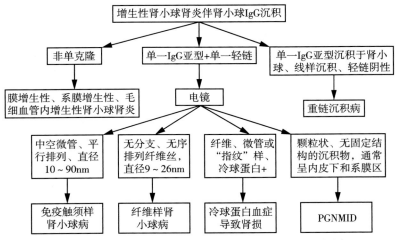

图22-1 增生性肾小球肾炎伴肾小球IgG沉积的鉴别诊断

果鉴定为单克隆性则考虑MGRS，根据有无冷球蛋白、电镜形态、免疫荧光等进行鉴别。

作者单位：北京大学人民医院血液科；北京大学血液病研究所

参 考 文 献

［1］Samih H Nasr，Glen S Markowitz，Barry M Stokes，et al. Proliferative Glomerulonephritis With Monoclonal IgG Deposits：A Distinct Entity Mimicking Immune-Complex Glomerulonephritis［J］. Kidney Int，2004，65（1）：85-96.

［2］Capra J D，Kunkel H G. Aggregation of gamma-G3 Proteins：Relevance to the Hyperviscosity Syndrome［J］. J Clin Invest，1970，49（3）：610-621.

［3］Ryuji Ohashi，Yukinao Sakai，Tomoyuki Otsuka，et al. Proliferative Glomerulonephritis With Monoclonal IgG2κ Deposit Successfully Treated With Steroids：A Case Report and Review of the Literature［J］. CEN Case Rep，2013，2（2）：197-203.

［4］Proliferative Glomerulonephritis With Monoclonal IgG Deposits. Samih H Nasr，Anjali Satoskar，Glen S Markowitz，et al. Proliferative Glomerulonephritis With Monoclonal IgG Deposits. J Am Soc Nephrol，2009，20（9）：2055-2064.

［5］李娟，周伟，程震，等. 伴单克隆IgG1沉积的增生性肾小球肾炎［J］. 肾脏病与透析肾移植杂志，2018，27（5）：493-497.

［6］曾彩虹，朱小东. 增生性肾小球肾炎伴晶格状结构的单克隆IgG沉积［J］. 肾脏病与透析肾移植杂志，2011，20（4）384-390.

23 浆细胞样肿瘤
——除了浆细胞瘤还可能是什么？

文/董 菲 刘 颖 黄 欣 景红梅

病例介绍：

患者男性，34岁，主诉：左侧腰背部疼痛6个月，加重2个月。

患者2018年9月因用力后出现左侧腰痛，疼痛可忍受，间断性，无放射痛，未诊治。2019年1月疼痛转为持续性，程度加重不可耐受，伴盗汗、体重下降，就诊于外院，行MRI检查提示椎旁肿物，恶性可能。PET：第3～5腰椎左侧邻近椎体及椎间孔区软组织灶，高代谢；腹膜后、双侧髂血管旁多发肿块，高代谢；第5腰椎椎体及附件骨质破坏，高代谢。行椎旁肿物穿刺，病理提示：小细胞恶性肿瘤，倾向淋巴造血系统恶性肿瘤。多方会诊考虑：送检组织内可见多量浆细胞样细胞浸润，结合形态及免疫组化检查结果，符合浆细胞肿瘤：CD20（-）、CD138（+）、CD38（+）、MUM-1（+）、CD56（个别细胞+）、κ轻链（+）、Ki-67（60%+）。为进一步诊治2019年3月收入我院，自发病以来，体重减轻15kg。查体：痛苦面容，余阴性。入院后完善浆细胞肿瘤相关检查：血常规大致正常，β_2-微球蛋白2.77mg/L，LDH796U/L，ALB正常，血、尿免疫球蛋白固定电泳阴性，血免疫球蛋白除IgE略升高（186.8g/L），余均在正常范围，血、尿轻链定量在正常范围，24小时尿蛋白总量0.13g，骨髓活检未见肿瘤性改变；骨髓细胞形态：成熟浆细胞占1.5%，余正常；骨髓流式细胞检查正常；骨髓细胞遗传学检查：核型正常。超声：左下腹髂血管前可见低回声结节，大小约4.4cm×3.5cm×2.6cm。

诊断：多发性骨髓瘤，未分泌型，伴髓外浆细胞瘤，ISS分期Ⅰ期。

治疗经过：于2019年3～4月给予第1、2疗程BCD周方案（硼替佐米、环磷酰胺、地塞米松）化疗，但患者症状无缓解，复查全身磁共振成像：腰骶椎破坏性病变并腹膜后肿块，考虑淋巴瘤可能性大。

问题1　淋巴瘤和骨髓瘤在 MRI 上如何进行鉴别诊断?

（1）淋巴瘤：①支持点：累及范围较广，多发椎体及附件受累，有椎旁软组织肿块形成，椎管内软组织信号超过椎体范围，达2个椎体节段以上，且纵向延伸包绕硬膜囊及脊髓，同时伴有腹腔多发软组织信号。②不支持点：软组织肿块较均匀，内部未见坏死，与本例不符。

（2）骨髓瘤：①支持点：溶骨性骨质破坏，呈长T1、混杂T2信号，软组织肿块内部信号不均匀；②不支持点：无明显椎体压缩、骨质疏松；多数骨髓瘤椎旁软组织肿块局限在椎体周围，但本例较为广泛；多数骨髓瘤肿块未见沿椎管方向延伸、未包绕硬膜囊及脊髓，与本例不符。

临床特点总结：

年轻患者，以骨痛来诊，影像学提示椎旁肿物，病理提示浆细胞肿瘤，Ki-67（60%＋），高于多数骨髓瘤病例，无贫血、高血钙、肾功能损害证据，LDH升高明显，无单克隆免疫球蛋白的证据，骨髓中无浆细胞肿瘤证据，一线浆细胞肿瘤治疗方案无效。

基于此，患者与典型浆细胞肿瘤存在诸多差异，应进行再次活检。

再次穿刺病理结果：

（椎旁肿物）穿刺标本：送检组织内可见多量浆细胞样细胞浸润，ALK（＋），FISH检测：ALK（＋），余免疫组化同前，支持ALK阳性大B细胞淋巴瘤。

ALK阳性大B细胞淋巴瘤的概念于1997年首次提出，约占DLBCL的1%，是一种罕见的肿瘤。主要发生在男性，中青年居多，中位发病年龄38～40岁。肿瘤细胞表现为免疫母细胞和/或浆母细胞、浆细胞样形态，免疫组化特征性表达ALK，不表达常用的B细胞标记（如CD20、CD79a、PAX-5）和T细胞标志（如CD2、CD3），但均表达终末分化的B细胞或浆细胞标志物（如CD38、CD138、MUM-1）。预后较差，进展快，确诊时大多为Ⅲ至Ⅳ期。传统化疗方案效果差，没有标准治疗方案，一线方案多以CHOP类方案为主。近期有报道ALK抑制剂克唑替尼可用于CHOP方案化疗及自体造血干细胞移植后复发的晚期病例，但疗效不一，部分病例有效，部分病例短期内复发，肿块较大的患者也可以联合放疗。

问题 2 病理组织存在多量浆细胞样细胞浸润的鉴别诊断?

主要是对 B 细胞淋巴瘤中的某些类型及浆细胞瘤进行鉴别，此类 B 细胞淋巴瘤中有一部分是与病毒感染相关，如人类疱疹病毒 8 型（HHV-8）、EBV。如果病毒检测均为阴性，考虑原发渗出性淋巴瘤、浆母细胞淋巴瘤、Castleman 病的可能性不大，接下来需进行 ALK 的检测来鉴别浆细胞肿瘤及 ALK 阳性大 B 细胞淋巴瘤（图 23-1）。

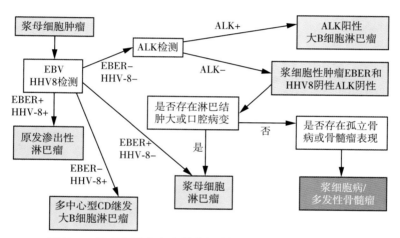

图 23-1 病理组织存在多量浆细胞样细胞浸润的鉴别诊断

治疗及预后：

2019 年 5 月给予患者 B+miniEPCH 方案（硼替佐米、依托泊苷、脂质体阿霉素、甲强龙、环磷酰胺）化疗及放疗，肿瘤部分缓解，疼痛较前明显好转，患者回当地继续治疗，近期随访仍为部分缓解，已建议患者可以应用克唑替尼治疗。

本例病例的启示：

对于年轻的骨浆细胞瘤患者，若出现影像学、临床表现及结局与典型浆细胞瘤不符，需考虑B细胞淋巴瘤的可能，积极进行再次活检。多学科协作诊疗是本病最终找到病因并得到缓解的关键。

作者单位：北京大学第三医院血液科；北京大学第三医院放射科；北京大学第三医院病理科

参 考 文 献

［1］Delsol G，Lamant L，Mariamé B，et al. A new subtype of large B-cell lymphoma expressing the ALK kinase and lacking the 2；5 translocation ［J］. Blood，1997，89（5）：1483-1490.

［2］Pan Z，Hu S，Li M，et al. ALK-positive large B-cell lymphoma：a clinicopathologic study of 26 cases with review of additional 108 cases in the literature［J］. Am J Surg Pathol，2017，41（1）：25-38.

［3］Li G，Dai WR，Shao FC. Effect of ALK-inhibitors in the treatment of non-small cell lung cancer：a systematic review and meta-analysis［J］. Eur Rev Med Pharmacol Sci，2017，21（15）：3496-3503.

［4］Wass M，Behlendorf T，Schädlich B，et al. Crizotinib in refractory ALK-positive diffuse large B-cell lymphoma：a case report with a short-term response［J］. Eur J Haematol，2014，92（3）：268-270.

［5］Janice S Ahn，Ryan Okal. Jeffrey A，et al. Plasmablastic lymphoma versus plasmablastic myeloma：an ongoing diagnostic dilemma. J Clin Pathol. 2017：70（9）：775-780.

24 贫血、M蛋白背后的故事

文/冯　俊　李　剑

病例介绍：

患者女性，45岁，主诉：乏力半年。

患者半年前开始无诱因出现乏力、颜面部水肿；查体：贫血貌、浅表淋巴结未触及，肝、脾肋下未触及。完善检查，血常规：WBC 5.34×10^9/L，中性粒细胞计数（NEUT）1.60×10^9/L，Hb 69g/L，MCV 92fL，网织红细胞（RET）占3%，PLT正常；血涂片：中性粒细胞占40%，淋巴细胞占55%；尿常规：蛋白微量；24小时尿蛋白0.5g；肝肾功正常；IgG 4.18g/L（↓），IgA 0.08g/L（↓）；β_2-微球蛋白正常；营养性贫血指标正常，抗核抗体正常，抗球蛋白试验正常；血清蛋白电泳（-）；血清免疫固定电泳：IgD κ轻链（+），IgD定量7700mg/L；尿免疫固定电泳：游离κ轻链（+）；血游离轻链（FLC）：游离κ轻链425mg/L（↑），游离λ轻链6.4mg/L，FLC比值66（↑）（正常参考值：0.26～1.65）；24小时尿κ轻链：0.9g。超声：颈部可及多个小淋巴结，皮髓分界不清；肝、脾不大。PET-CT（图24-1）：中央及外周骨髓^{68}Ga-pentixafor摄取明显增高（SUV 3.0～5.8），FDG代谢亦轻度增高（SUV 2.2～3.9），结合病史考虑符合惰性淋巴瘤表现。骨髓涂片（图24-2）：增生活跃，浆细胞占2%，可见分泌旺盛浆细胞；淋巴细胞占65%，形态大致正常。骨髓活检：骨髓组织中造血组织增多，可见较多B淋巴细胞，免疫组化结果：CD20（+）、CD79α（+）、CD138（−）、CD23（−）、CD5（−）、Cyclin D1（−）、SOX11（−）、Bcl-6（−）、CD10（−）、CD3（−）、Ki-67（index3%）。骨髓流式细胞学：B淋巴细胞占42%，表达CD19、CD20、CD22、CD200、CD23及κ轻链，不表达CD10、CD5、CD11c、CD103、CD25、CD34、C38、CD138及λ轻链，提示为异常克隆性B淋巴细胞；

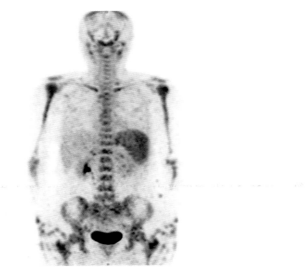

图24-1　患者PET-CT（⁶⁸Ga标记）

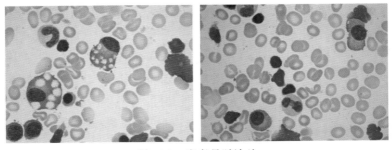

图24-2　患者骨髓涂片

CD138（+）、CD38（+）、cκ轻链浆细胞占全部有核细胞0.1%。骨髓基因突变：*MYD88* L265P突变及 *CXCR4*^{WHIM}突变阳性。颈部淋巴结活检：反应性增生。

诊断：淋巴浆细胞淋巴瘤（LPL）。

治疗经过：患者行6个疗程DRC化疗，具体为第1天利妥昔单抗375mg/m²，第1～5天环磷酰胺100mg/m²，第1天地塞米松20mg，每21天1个疗程。

问题1 该患者贫血、IgD型M蛋白、骨髓浆细胞增多及淋巴细胞增多如何诊断?

（1）M蛋白的鉴别：M蛋白即单克隆免疫球蛋白的完整结构或部分片段，其来源于单克隆浆细胞，其疾病谱主要涵盖浆细胞疾病、淋巴增殖性疾病、皮肤病变、感染性疾病及神经系统疾病等。在2002年梅奥医学中心报道的1056例M蛋白疾病谱中，59%为意义未明的单克隆免疫球蛋白病（MGUS），15%为多发性骨髓瘤，12%为淀粉样变性，5%为冒烟型骨髓瘤，3%为淋巴增殖性疾病，2%为巨球蛋白血症/淋巴浆细胞淋巴瘤，1%为孤立性浆细胞瘤，3%为其他疾病。可见浆细胞疾病及淋巴增殖性疾病是M蛋白最主要的鉴别点，但并非是M蛋白等同于浆细胞疾病。

（2）单克隆B细胞+单克隆浆细胞的鉴别：本例患者的骨髓免疫分型发现一群单克隆B细胞以及单克隆浆细胞，显然用浆细胞疾病是难以解释单克隆B细胞的，因此考虑患者为B淋巴细胞增殖性疾病；而从骨髓涂片形态上看为小淋巴细胞，结合患者骨髓活检可见大量B淋巴细胞浸润，并且Ki-67增殖指数仅3%，考虑为惰性B细胞淋巴瘤诊断明确。而在小B细胞淋巴瘤的鉴别中，参考《美国国家综合癌症网络NCCN指南（2019年版）》及《B细胞慢性淋巴增殖性疾病诊断与鉴别诊断中国专家共识（2018年版）》，本例患者克隆性B细胞表达CD19、CD20、CD22的非特异性B细胞标记，具有轻链限制性；但CD5、cyclin D1、CD10、CD103等特征性标记均为阴性，排除慢性淋巴细胞白血病、套细胞淋巴瘤、滤泡淋巴瘤、浆细胞白血病后，重点在于鉴别是WM、LPL还是边缘带淋巴瘤（MZL）（图24-3）。

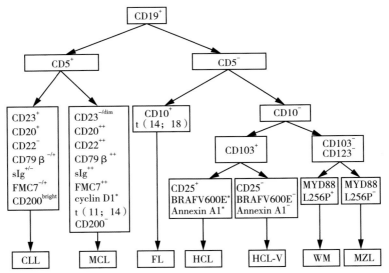

图24-3　B细胞慢性淋巴增殖性疾病的免疫表型和细胞/分子遗传学鉴别诊断流程图

（3）如何确诊为WM/LPL：从临床表现上来看，MZL分为结外MZL，即黏膜相关淋巴组织淋巴瘤、脾MZL及结内MZL，而骨髓受累更常见于脾MZL中，单纯骨髓受累相对少见；而WM/LPL则表现多样，临床可出现淋巴瘤样改变、高黏滞表现、M蛋白带来的自身抗体效应及M蛋白沉积表现。该患者为中年女性，有贫血、影像学及骨髓检查提示骨髓受累、无脾大，临床更倾向于WM/LPL。从M蛋白角度，WM/LPL中95%为单克隆IgM，5%为非IgM型；而B细胞型非霍奇金淋巴瘤中（除外WM/LPL、慢性淋巴细胞白血病、多发性骨髓瘤及浆细胞白血病外）约有17%合并M蛋白，故M蛋白并非特异性鉴别点。从病理鉴别的角度，有文献报道，经典的WM/LPL为小梁间浸润或既有小梁间浸润又有非小梁间浸润，而典型的MZL骨髓侵犯则为结节样非小梁间浸润或弥漫性浸润；从细胞成分上来讲，WM/LPL可有浆细胞浸润及肥大细胞浸润，可见Dutcher小体，免疫组化少部分WM/LPL可出现CD5阳性，而MZL则一般无上述表现。然而，在实际诊疗中，病理科医生也很难给出确切的答案。可喜的是，不论是NCCN指南还是国内共识均提到了 *MYD88* L265P 突变，该突变发生存在于93% ～ 100%的WM/LPL中，即使在非IgM型中也有43.5%阳性；而脾MZL仅0 ～ 10%阳性、结内MZL中仅0 ～ 5%阳性，是一个很好的鉴别点，本例患者经完善检查，发现 *MYD88* L265P 突变阳性且 *CXCR4* 突变阳性，结合临床表现，诊断为非IgM型的LPL。

问题2　该患者如何治疗？治疗目标是什么？

WM/LPL作为惰性B细胞淋巴瘤的一种，总的治疗原则同慢性淋巴细胞淋巴瘤及多发性骨髓瘤类似，无症状患者可选择观察等待，有症状患者需进行治疗。本例患者贫血症状为其治疗指证。然而针对WM/LPL，并没有统一的一线治疗方案，可根据患者年龄、基础疾病、临床表现（如有无高黏滞血症）、实验室检查（如有无自身抗体效应、有无*MYD88*突变及*CXCR4*突变）及药物不良反应等来选择方案，备选药物有基于利妥昔单抗、硼替佐米、依鲁替尼为主的方案，总缓解率为83%～100%，其中DRC方案近期及远期不良反应小，但起效相对缓慢，更适合非紧急及非高黏滞综合征的患者。疗效评估可参考淀粉样变性分为症状评估及血液学评估，治疗目标为临床症状改善，减少脏器损伤。该疾病无法治愈，但维持治疗的数据不多，其地位尚不明确。

治疗及预后：

患者完成DRC方案共6个疗程，第2疗程化疗后贫血好转，第6疗程化疗后M蛋白从基线的7700mg/L降至1840mg/L，血清免疫固定电泳阳性，FLC：游离κ轻链55.6mg/L，游离λ轻链4.4mg/L；复查PET-CT：原有骨髓代谢增高范围已恢复正常代谢；评估为部分缓解（PR），予以休疗。截至目前患者停止化疗1年，随访无临床症状，M蛋白水平稳定。

本例病例的启示：

对于M蛋白相关疾病的鉴别，要把眼光从单纯的浆细胞疾病拓展到淋巴增殖性疾病、皮肤病变、感染性疾病及神经系统疾病等疾病谱上，结合临床表现进行鉴别。而对于惰性B细胞淋巴瘤，除了传统的病理诊断以外，掌握最新的分子生物学武器作为诊断依据很有帮助。

作者单位：北京协和医院血液科

参 考 文 献

［1］Kyle R A，Rajkumar S V. Monoclonal gammopathies of undetermined significance: a review [J]. Immunol Rev. 2003, 194: 112-139.

[2] 中华医学会血液学分会白血病淋巴瘤学组、中国抗癌协会血液肿瘤专业委员会、中国慢性淋巴细胞白血病工作组. B细胞慢性淋巴增殖性疾病诊断与鉴别诊断中国专家共识（2018年版）. 中华血液学杂志. 2018, 39（5）: 359-365.

[3] Starr A G, Caimi P F, Fu P F, et al. Dual Institution Experience of Extranodal Marginal Zone Lymphoma Reveals Excellent Long-Term Outcomes [J]. Br J Haematol. 2016, 173（3）: 404-412.

[4] 中国抗癌协会血液肿瘤专业委员会 中华医学会血液学分会白血病淋巴瘤血组、中国抗淋巴瘤联盟. 淋巴浆细胞淋巴瘤/华氏巨球蛋白血症诊断与治疗中国专家共识（2016年版）. 中华血液学杂志. 2016, 37（9）: 729-734.

[5] Economopoulos T, Papageorgiou S, Pappa V, et al. Monoclonal Gammopathies in B-cell non-Hodgkin's Lymphomas [J]. Leuk Res. 2003, 27（6）: 505-508.

[6] Bassarova A, Troen G, Spetalen S, er al. Lymphoplasmacytic Lymphoma and Marginal Zone Lymphoma in the Bone Marrow: Paratrabecular Involvement as an Important Distinguishing Feature [J]. Am J Clin Pathol. 2015, 143（6）: 797-806.

[7] Treon S, Xu L, Zhou Y, et al. MYD88 L265P Somatic Mutation in Waldenström's Macroglobulinemia [J]. N Engl J Med. 2012, 367（9）: 826-833.

[8] Yu X, Li W, Deng Q, et al. MYD88 L265P Mutation in Lymphoid Malignancies [J]. Cancer Res. 2018, 78（10）: 2457-2462.

[9] Cao X X, Meng Q, Cai H, et al. Detection of MYD88 L265P and WHIM-like CXCR4 Mutation in Patients With IgM Monoclonal Gammopathy Related Disease [J]. Ann Hematol. 2017, 96（6）: 971-976.

25 知"肌"识变
——1例M蛋白相关肌病

文/杨 辰 李 剑

病例介绍：

患者女性，43岁，因"进行性躯干、四肢无力萎缩1年，加重2个月"入院。

患者于2015年12月于弯腰提重物后出现腰部酸痛感，用力时明显，四肢活动可；2016年5月开始出现双大腿近端、双肩关节肌肉针刺样疼痛，伴梳头、上楼费力，蹲起困难，行走、持筷可；2016年6月发现四肢近端肌肉萎缩；2016年7月出现抬头无力、上下床困难；2016年8月出现行走不稳、左右摇摆、鸭步明显。2016年9月外院相关检查结果：血清蛋白电泳：M蛋白占9.1%；免疫指标阴性、重金属（铅、汞、砷）检测阴性、CK正常；肌电图：肌源性损害；大腿肌肉和上臂肌肉增强MRI示"肌炎可能性大"；肌活检：慢性肌源性肌病改变，部分肌纤维内可见杆状体形成，人末端补体复合物C5b-9染色见部分小血管阳性；全基因组复制数变异分析：未发现临床意义明确的复制数变异。外院给予泼尼松50mg每天1次、丙种球蛋白治疗效果不佳。2016年10月患者病情进展迅速，出现行走不能、需坐轮椅，伴吞咽困难、饮水呛咳、说话声音减小、易疲劳，晨轻暮重，伴躯干肌肉明显萎缩。2016年12月患者出现抬头、抬臂、抬腿不能，翻身起床不能，否认肢体麻木、骨痛、排尿异常，体重较病前下降6kg。于2017年1月收入我院神经内科病房。患者否认皮损、光过敏、关节痛、视物重影、肢体麻木、二便障碍。既往史、个人史、家族史无特殊。入院查体：生命体征平稳，近恶病质，精神弱、呼吸费力，无贫血、出血表现，无舌体肥大，无浅表淋巴结肿大，心肺听诊无殊，腹软，肝脾不大，肠鸣音弱。软腭抬举、鼓腮力可，咽反射差，颈肌明显无力、萎缩（图25-1），肌力Ⅰ～Ⅱ级，耸肩不能，四肢近端及肢带肌明显萎缩，近端肌力Ⅱ级，远端肌力Ⅴ级，前臂小腿肌容积尚可，除跟腱反射可引出外，余腱反射消失，病理征、感觉、脑膜刺激征(−)。

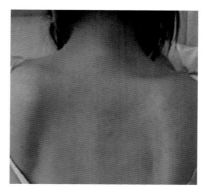

图25-1　颈肩肌肉萎缩

诊断：对称性肌无力待查。

诊疗经过：血常规WBC 5.32×10^9/L，Hb 127g/L，PLT 284×10^9/L；尿便常规正常。血ALT、LDH正常，血肌酐22μmol/L，ALB 43g/L，Ca 2.35mmol/L；ESR 17mm/h，hsCRP 5.69mg/L；cTnI、CK-MB正常，NT-proBNP 151pg/ml；凝血、补体、免疫球蛋白3项、感染4项、肿瘤标志物筛查、同型半胱氨酸、乳酸、甲状腺功能：正常；抗核抗体、ANCA和冷球蛋白均为阴性。腰椎穿刺压力正常，脑脊液常规、生化、副肿瘤相关抗体：抗-PNMA2、抗-Ri、抗-Yo、抗-Hu抗体均阴性。血清蛋白电泳：M蛋白7.30g/L（↑）；血清免疫固定电泳：IgG λ轻链（+）；尿免疫固定电泳：λ轻链（+）；血游离轻链：κ：8.77mg/L

（正常参考值3.3～19.6mg/L），λ：150.25mg/L（正常参考值5.7～26.3mg/L）；24小时尿轻链正常。骨髓涂片：浆细胞占2.5%，形态正常。骨髓免疫分型：未见异常表型浆细胞。颅骨、肋骨、骨盆、脊柱X线：未见溶骨性改变。腹部B超、心脏超声（-）。胸部CT：双肺纹理增多；胸壁肌肉密度弥漫性减低。下肢肌电图：慢性肌源性损害；行左侧股四头肌活检术，病理：符合肌源性改变，未见淀粉样物质沉积，刚果红染色阴性（图25-2、图25-3）。电镜：紊乱的肌纤维中可见少量棒状小体形成。考虑为M蛋白相关性肌病（成人杆状体肌病伴单克隆M蛋白病）。2017年2月12日开始予以BCD方案（硼替佐米、环磷酰胺、地塞米松）化疗。

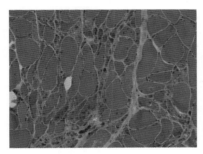 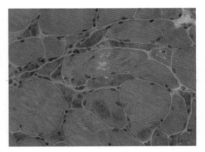

图25-2　HE染色（×40）　　　图25-3　改良格莫瑞三色染色
肌纤维明显大小不等、散在中至重（×40）
度萎缩肌纤维，可见颗粒变性、斑片状　肌纤维内偶见蓝紫色棒状小体（杆
坏变，肌内膜、小血管壁无明显增厚　状体）形成

治疗及预后：

患者2个疗程BCD化疗后M蛋白持续转阴，血IgG λ轻链仍阳性（血液学VGPR），无呛咳、构音障碍，体重增加5kg。4个疗程BCD后血液学CR，颈肩肌力改善，头下垂改善，可正常进

食，蹲起及床上翻身需辅助。9个疗程BCD后行自体造血干细胞移植巩固治疗，持续血液学CR。目前患者的上肢活动不受限，床上翻身可完成，坐起至站立、日常生活仍需辅助，可搀扶下平地缓慢行走，生活质量较治疗前明显改善。

问题1 该患者的肌肉病变的鉴别诊断思路是怎样的？

本例患者肌力减退的诊断思路如下。

（1）定性：获得性可能；定位于肌肉系统——躯干、对称、近端肌无力伴肌萎缩。

（2）定位：神经源性损害、肌源性损害、神经-肌接头疾病、副肿瘤综合征。综合肌电图及肌肉活检检查，首先考虑肌力减退的原因为肌源性损害，即获得性肌病。肌病常见病因为：①免疫系统疾病，如炎性肌病、系统性血管炎；②内分泌系统疾病，如甲状腺功能减退、库欣综合征；③遗传代谢性肌病，如肌营养不良、先天性肌病、包涵体肌病、代谢性肌病；④药物或毒素；⑤横纹肌溶解；⑥感染或肿瘤性疾病继发肌病。此患者经入院排查，基本可除外②～⑥，且患者缺乏特异性抗体，也难以归因于常见的炎性肌病如多发性肌炎、系统性血管炎。

问题2 M蛋白与肌肉病变的关系是什么，如何进行诊断？

本例患者在筛查潜在病因时发现IgGλ轻链型M蛋白，定量为7.3g/L，无高钙、肾病、贫血或骨病等骨髓瘤表现。M蛋白和肌病是一元论？还是MGUS合并肌病？

M蛋白与肌病合并存在时，最容易想到的疾病就是轻链型淀粉样变性肌肉受累。但是，淀粉样肌病极为罕见，部分患者可出现肌肉增大（伴或不伴巨舌），一般存在近端肌无力及血清肌酸激酶水平升高，逐渐可发展为远端肌无力、肌萎缩、呼吸功能障碍、跛行和吞咽困难。同时，除了肌肉受累外，患者往往还可同时存在其他器官受累的表现，如淤斑、腹泻、自主神经病变、肾和心脏病变，以及关节病。其诊断依赖肌肉活检病理：存在小血管周围的淀粉样沉积、淀粉样物质包裹肌纤维，以及轻度的肌纤维坏死和再生，炎性浸润不常见，淀粉样物质刚果红染色阳性。此例患者经肌肉活检病理可以除外淀粉样肌病。那么，M蛋白和肌病到底是一个病？还是两个病？结合患者肌肉活检病理提示杆状体肌病的可能性，我们经过进一步检索文献发现需要考虑M蛋白相关性肌病，即成人杆状体肌病伴单克隆M蛋白病的可能性。

杆状体肌病（nemaline myopathy）是一种先天性肌病，由Shy等于1963年首次报道，其主要病理特征为电镜下观察可见肌纤维内有短棒状小体（rod）形成。散发迟发型杆状体肌病（SLONM），又称成人杆状体肌病，为罕见的获得性迟发型肌病，发病年龄多大于40岁。具体发病机制尚不明确，且目前尚无肯定的特效治疗。SLONM主要表现为躯干及肢带肌无力、肌萎缩、头下垂，可逐渐发展为远端肌无力、呼吸肌功能不全及吞咽困难。肌酸激酶可正常或轻度升高，通过肌电图、大腿磁共振成像可确定肌源性损害，进一步确诊依赖肌肉活检及电镜检查，病理可见肌纤维炎性改变，HE染色见肌膜下或肌质内存在大量散在的直径<1μm致密杆状小体，经MGT染色后呈紫红色，电镜下

见电子密度与Z线相似、与Z线相连的杆状小体。临床观察发现，SLONM可合并意义未明单克隆免疫球蛋白病（MGUS）、HIV感染、结缔组织病（如红斑狼疮、原发性干燥综合征）。Shnitzler等学者报道了一项例数最多的成人杆状体肌病队列研究，53%（40/76例）患者合并MGUS。Chahin等学者报道了来自梅奥医学中心1975 ～ 2003年的14例成人杆状体肌病患者的长期随访结果，7例SLOMN合并MGUS患者中5例在发病后2 ～ 6年内死于呼吸衰竭，其中3例给予免疫治疗后仍死亡，与不伴有MGUS的患者相比有着不良的生存结局。起病年龄、M蛋白水平及类型、肌肉症状可能不影响预后，但治疗前的病程过长可能影响生存。

问题3　治疗方案如何选择？

　　鉴于SLONM合并MGUS的罕见性，目前为止仅有少数个例报道，无标准治疗方案。近年已有越来越多的学者将抗浆细胞治疗药物如马法兰、来那度胺、硼替佐米等应用于SLONM合并MGUS的患者，目前认为自体造血干细胞移植对SLONM合并MGUS患者有比较明确的疗效。Voerman等对8例SLONM合并MGUS患者进行大剂量马法兰序贯自体造血干细胞移植，其中2例患者进行了二次移植，7例患者均达到PR以上的血液学缓解，同时肌无力症状持续改善，1例患者治疗后未获血液学反应，疾病进展死亡，因此推荐该疗法作为SLONM合并MGUS的一线治疗，并提出起病至治疗间隔时间长短会影响疗效，强调早期诊断、早期治疗对疾病的预后、患者生活质量的改善十分关键。M蛋白水平与疾病的复发有相关性，随访时应重视对于M蛋白的评估。

本例患者至我院就诊时疾病进展迅速，已出现饮水呛咳、呼吸费力、持续卧床、近恶病质，静脉用丙种球蛋白（IVIG）或激素治疗效果不佳，因诊断考虑M蛋白相关肌病、SLONM合并MGUS可能，遂尝试加用BCD抗浆细胞治疗，患者耐受好，迅速达血液学CR，未出现周围神经系统受损表现，且逐渐出现肌力改善，抗浆细胞治疗有效，序贯大剂量马法兰预处理、自体造血干细胞移植巩固治疗后，血液学缓解持续，同时肌力进一步改善，肢体功能有一定程度的恢复。

本例病例的启示：

如临床发现以躯干及近端肌无力起病的肌病，肌肉活检提示杆状体肌病，应筛查M蛋白，警惕SLONM合并MGUS的可能，提高对于M蛋白相关肌病的认识，早期加用抗浆细胞治疗，对疾病的预后及挽救神经功能十分关键。今后应进一步探索M蛋白与免疫介导的肌病之间的潜在机制。

作者单位：中国医学科学院；北京协和医院血液内科

参 考 文 献

［1］张包静子，岳冬曰，高名士，等. 成人晚发型杆状体肌病合并单克隆丙种球蛋白病1例报道及文献复习［J］. 中国临床神经科学，2015，23（5）：509-515.

［2］尹西，蒲传强，黄旭升，等. 杆状体肌病12例患者临床与病理特点［J］. 中华神经科杂志，2013，46（10）：676-680.

［3］Chahin N，Selcen D，Engel A G. Sporadic late onset nemaline myopathy［J］. Neurology，2005，65（8）：1158-1164.

［4］Schnitzler L J，Schreckenbach T，Nadaj-Pakleza A，et al. Sporadic late-onset nemaline myopathy: clinico-pathological characteristics and re-view of 76 cases [J]. Orphanet Journal of Rare Diseases, 2017, 12 (1): 86.

[5] Voermans N C, Benveniste O, Minnema M C, et al. Sporadic late-on-set nemaline myopathy with MGUS: Long-term follow-up after melphalan and SCT [J]. Neurology, 2014, 83 (23): 923−924.

[6] Uruha A, Benveniste O. Sporadic late-onset nemaline myopathy with monoclonal gammopathy of undetermined significance [J]. Current Opinion in Neurology, 2017, 30 (5): 1.

26 多发性骨髓瘤合并急性早幼粒细胞白血病，如何兼顾？

文/刘苏慧　毛沛沛　杨如玉

病例介绍：

患者男性，51岁，主诉：乏力一月余，间断发热十余天，牙龈出血1天。

患者2019年8月无明显诱因出现乏力，十余天前出现间断发热，体温最高38.0℃，伴腰痛、无活动受限，就诊当地诊所口服"青霉素类"（具体不详）及退热药物，未见好转。乏力逐渐加重，1天前因牙龈出血不止，至当地医院查血常规：WBC 2.65×10^9/L，RBC 1.74×10^{12}/L，Hb 58g/L，PLT 11×10^9/L，血涂片发现幼稚细胞，即来我院，2019年9月3日以"急性白血病？"收住我科。入院查体：贫血貌，皮肤可见散在淤斑，浅表淋巴结不肿大，胸骨压痛（＋），双肺未闻及干湿啰音，心率112次/分，律齐，肝脾肋下未触及。查血常规：WBC 3.20×10^9/L，RBC 1.43×10^{12}/L，Hb 45g/L，PLT 11×10^9/L。凝血功能：PT 16.3s，APTT 27.3s，FIB 1.02g/L。尿常规及肝肾功能、电解质正常，血清白蛋白34.8g/L，LDH 343U/L，血尿酸233μmol/L。按我院急性白血病诊疗流程，立即行血涂片及骨髓涂片检查，发现大量异常的颗粒增多的早幼粒细胞，初步诊断急性早幼粒细胞白血病（APL），即给予维甲酸40mg/d及亚砷酸10mg/d。骨髓细胞形态报告示：增生活跃，异常早幼粒细胞占58.0%，浆细胞占25.0%，为原始浆细胞、幼浆细胞，可见双核浆细胞。红系、巨核系增生受抑制。免疫分型：①髓系异常细胞占66%（主要表达CD9、CD13、CD15、CD33、CD38、CD58、CD64、CD117、CD123、MPO，不表达HLA-DR、CD56，弱表达CD34）；②异常浆细胞占4.5%（主要表达CD38、CD56、CD117、cκ轻链，弱表达CD19、CD20、CD138）。18种融合基因筛查：$PML/RAR\alpha$（BCR-1）阳性。7种突变筛查：$FLT3/ITD$ 低水平阳性。染色体：46，XY [4]。FISH：t（15；17）18%（阈值2.1%）。

根据以上结果，考虑急性早幼粒细胞白血病（APL），但是否合并多发性骨髓瘤（MM）？ 立即完善相关检查：β_2-微球蛋白3.36μg/ml，IgG 5.37g/L，IgA 20.2g/L，IgM 0.28g/L。血清蛋白电泳可见一异常单克隆免疫球蛋白条带，M蛋白11.0g/L。血免疫固定电泳：IgA-κ，伴κ型M蛋白阳性；尿免疫固定电泳：κ型M蛋白阳性；血清游离轻链：fκ 10980mg/L，fλ 6.12mg/L。骨髓活检报告：骨髓增生极度活跃（＞90%），异常细胞弥漫增生，发现两类形态异常细胞，请结合临床、骨髓形态学检查、流式细胞检查及遗传学检查等进一步确诊。CD138磁珠分选后浆细胞FISH：del（17p）16%（阈值2.89%），t（4；14）30%（阈值3.56%），1q21扩增41%（阈值2.15%），1p32缺失38%（阈值2.15%），t（11；14）0.8%（阈值2.85%），t（14；16）0.8%（阈值2.8%）。全身椎体MRI：所见诸椎体及附件弥漫性信号异常；T8、L2椎体上形态及信号异常，考虑压缩性骨折。头颅及骨盆X线检查：未见明显骨质破坏。

诊断：①急性早幼粒细胞白血病［$PML/RAR\alpha$（BCR-1）型，中危，$FLT3$-ITD阳性］；②多发性骨髓瘤（IgA-κ轻链型，R-ISS

分期为Ⅱ期，mSMART危险分层为高危，三打击）。

问题1 MM 合并 APL，诊断是否可以确立？

MM的诊断条件：①骨髓单克隆浆细胞比例≥10%；②血清和/或尿中出现单克隆M蛋白；③骨髓瘤引起的相关表现（高血钙、肾功能不全、贫血、溶骨性破坏）。满足①②条，加上第③条的任1项，即可诊断有症状多发性骨髓瘤。

本例患者骨髓细胞形态：浆细胞占25%，为原始、幼浆细胞，可见双核浆细胞（图26-1）。流式细胞术报告：单克隆浆细胞占4.5%（浆细胞数量通常以骨髓细胞形态比例为主，流式细胞术检测往往看其单克隆性，数值往往比骨髓细胞形态比例低），结合血及尿蛋白电泳发现M蛋白、血清受累游离轻链与非受累轻链比值大于100，MRI显示T8、L2椎体压缩性骨折，CD138磁珠分选后浆细胞FISH检出：del（17p）16%（阈值2.89%），t（4；14）30%（阈值3.56%），1q21扩增41%（阈值2.15%），1p32缺失38%（阈值2.15%），故有症状多发性骨髓瘤合并APL的诊断可以确立，并且mSMART危险分层为高危，三打击。

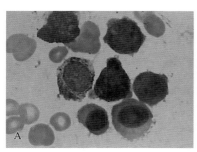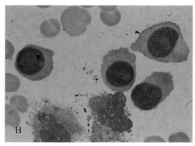

图26-1 患者骨髓细胞形态

问题2 治疗如何兼顾?

APL病情凶险,进展迅速,早期死亡率高,必须立即干预,参照《中国急性早幼粒细胞白血病诊疗指南(2018年版)》,低(中)危APL患者,首选维甲酸联合亚砷酸方案,治疗中酌情加用蒽环类药物(WBC > 10.0×10^9/L或WBC > 4.0×10^9/L并上升较快时)。不含联合化疗的方案,可以为MM治疗腾出空间,即确定APL诱导治疗方案:维甲酸联合亚砷酸。

能否同时进行骨髓瘤治疗?没有这方面经验,没有充分把握。因沙利度胺不能克服遗传学高危因素及其血栓风险性,不考虑应用。蛋白酶体抑制剂、来那度胺、糖皮质激素也因为骨髓抑制、免疫抑制等不良反应明显,在白血病早期,骨髓正常造血功能被严重破坏,且合并感染时,同时开始骨髓瘤治疗,风险很大,当前确保患者安全是第1位。

考虑到APL病情可能较快改善,而MM相对惰性,骨髓瘤引起的靶器官损伤不重,无高黏滞、高血钙、肾功能不全等危急情况,尽管存在骨质破坏、压缩性骨折,但无截瘫风险,全面评估病情,权衡利弊,我们确定首先全力治疗APL,以期APL尽快缓解,尽早启动骨髓瘤治疗。

具体治疗过程如下(图26-2):APL诱导治疗4周后,血常规:WBC 3.66×10^9/L,RBC 2.81×10^{12}/L,Hb 91g/L,PLT 111×10^9/L,骨髓象达完全缓解(骨髓增生尚活跃,原始粒细胞占0.5%,早幼粒细胞0.5%)。其间白细胞计数最低时,合并严重肺部感染(寒战、高热,体温最高40℃),给予亚胺培南治疗,体温下降但未完全恢复,根据肺部影像变化特点,疑似肺部真菌感染,联合伏立康唑静脉输注抗真菌治疗后,体温正常,肺部病变好转。

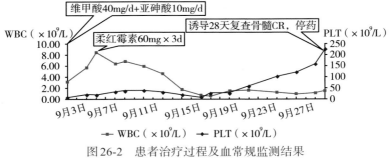

图26-2　患者治疗过程及血常规监测结果

并给予必要的成分输血支持治疗。

APL顺利缓解（CR），同时复查骨髓象示浆细胞占67.0%，血清蛋白电泳示M蛋白13.0g/L，血游离轻链：fκ 18300mg/L，均提示MM病情进展，也进一步确定MM诊断，排除反应性浆细胞增高。患者骨痛未加重，肝肾功能正常，血清白蛋白48.3g/L，血清钙2.44mmol/L，LDH 208.31U/L，β_2-微球蛋白3.36μg/ml，血尿酸342μmol/L，24小时尿蛋白定量245mg。

问题3　APL达完全缓解，MM病情进展，后续治疗如何进行？

APL缓解后，应立即启动骨髓瘤治疗，并同步进行APL巩固治疗。

（1）如何选择MM诱导方案：新诊断有症状MM，对年轻、适合移植的患者，并且危险分层为高危、三打击，应该首选VRD方案，前期治疗目标是达到最佳缓解深度，为长期生存创造条件。2020年最新NCCN指南也推荐VRD作为NDMM一线治疗首选。考虑到APL缓解时间尚短、血象白细胞计数偏低、骨髓增生偏低，另外肺部真菌感染刚好转，尚未完全恢复，APL的后续治疗，也势必带来一定的血细胞毒性，为确保患者安全，决定调整剂量强度。研究表明MM早期诱导治疗阶段，对于老年或不耐受患者，可考虑调整剂量强度的VRD方案，即VRD-lite，亦可达到三药联合总有效率（ORR）86%的疗效。

在具体实施过程中，因考虑来那度胺可能加重骨髓抑制，加之糖皮质激素的免疫抑制作用，顾虑肺部真菌感染反复，首次用药调整为VD方案（硼替佐米、地塞米松）。治疗过程顺利，1个疗程结束，腰痛、乏力症状消失，疗效评估达PR，未出现明显不良反应。全程口服伏立康唑，复查肺部CT，原病变继续好转。

第2～第4疗程，调整为VRD-lite方案（硼替佐米、来那度胺地塞米松），过程顺利，病情持续好转。第2疗程结束，疗效评估达VGPR；第4疗程结束，顺利达到sCR（表26-1，图26-3）。全程口服伏立康唑。第4疗程，来那度胺一度尝试加至25mg，每天1次，肺部感染反复，联合两性霉素B静脉输注后控制。

（2）APL评估为中危组，初始诱导形态学缓解后，*PML/RARα*（*BCR*-1）定量8.14%，*FLT3/ITD*基因突变定量0.11，按2018中国APL诊疗指南，进行维甲酸联合亚砷酸巩固及维持治疗。APL伴*FLT3-ITD*阳性，目前对预后影响尚未定论。有报道，砷剂可以克服*FLT3-ITD*阳性带来的不良预后影响。APL与MM治疗同步，过程顺利，未出现明显不良反应。第1疗程巩固治疗结束，*PML/RARα*（*BCR*-1）定量阴性，*FLT3/ITD*突变定量阴性。常规进行鞘内注药预防中枢神经系统白血病。

表 26-1　患者疗效监测

时间	2019.9	2019.10	2019.11	2019.12	2020.1	2020.3
浆细胞占比（%）	25.0	67.0	0.5	0.5	0.5	0
M蛋白（g/L）	11.0	13.0	1.9	0.7	0	0
SIFE（IgA-κ）	+	+	+	+	−	−
UIFE（kap）	+	+	+	−	−	−
rFLC（κ/λ）	1794.1	3465.9	28.5	7.0	2.56	1.48
MRD						阴性
方案		VD	VRD-lite	VRD-lite	VRD-lite	干细胞动员+采集
疗效			PR	VGPR	VGPR	sCR

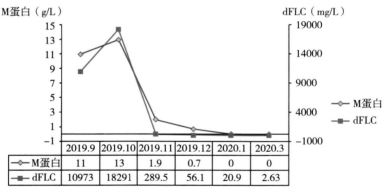

图 26-3　患者治疗过程中 M 蛋白及 dFLC 监测结果

问题 4　APL 分子学完全缓解，骨髓瘤已达 sCR，如何达到整体最佳疗效？

患者 2020 年 3 月入院评估，血常规：WBC 4.50×10⁹/L，RBC 5.62×10¹²/L，Hb 148g/L，PLT 263×10⁹/L，骨髓细胞学：CR，流式细胞术 MRD：APL 及 MM 均阴性。*PML/RARα*（*BCR-1*）定量阴

性，*FLT3/ITD* 突变定量阴性。血清蛋白电泳、血及尿免疫固定电泳、血清游离轻链 rFLC（κ/λ）均正常。疗效评估：APL CR，MM sCR。后续治疗计划如下。

（1）APL 参照《中国急性早幼粒细胞白血病诊疗指南（2018年版）》，进行规范巩固维持治疗，并严密监测 MRD：流式细胞术、基因定量。因 APL 合并 MM，也为不良因素，APL 整体治疗疗程暂定为 3 年。

（2）目前对于年轻高危 MM 患者，即使在新药时代，自体造血干细胞移植的地位也不可替代，且早期移植的无病生存率显著高于晚期移植患者。有研究表明大量暴露于来那度胺（4～6个疗程）会损害造血干细胞质量，所以干细胞采集前来那度胺应用应避免超过 4 个疗程。本例患者目前 VRD-lite 方案诱导 3 个疗程，疗效已达 sCR，按计划可动员采集自体外周血造血干细胞（采集二次移植数量）。高危患者能从二次移植中获益，根据第一次移植情况，如有可能，考虑二次自体移植。移植后考虑应用 VRD 方案再巩固 2～3 个疗程，进入维持治疗，以期达到延长疗效持续时间和长生存目的。该患者为高危患者，维持治疗方案选择考虑蛋白酶体抑制剂联合免疫调节剂较为适宜。

本例病例的启示：

MM 与 APL 并发，目前少有报道，我们习惯用一元论解释患者的所有异常，诊断 MM 合并 APL 时需非常谨慎。但也需警惕，避免漏诊。在治疗上，之前没有相关案例报道可以借鉴，需要权衡利弊，在既往成熟的标准方案基础上，做到二者兼顾，尽可能达到疗效最大化，但也要注意不良反应叠加，安全性始终是第一位的。

MM合并APL，两者可能起源于两个克隆，或起源于共同的异常多能干细胞，其具有向髓系和淋巴系分化的潜能。两种肿瘤性疾病并存，往往提示预后不佳，但该患者APL目前属于可以治愈的疾病，前期治疗对维甲酸及砷剂反应敏感，自体造血干细胞移植也会提高APL的疗效，在全程规范治疗下，远期目标仍为治愈。MM评估为高危、三打击，但患者年轻，前期治疗效果好，并准备进行自体造血干细胞移植，如果顺利，考虑进行二次自体移植，远期疗效可期。另外，在MM治疗上，砷剂与蛋白酶体抑制剂可能有协同作用，期望能提高MM的疗效。

该例患者能否应用足量VRD以提高疗效？在MM治疗第4疗程，我们曾尝试增加来那度胺剂量：25mg，每天1次，患者肺部真菌感染反复，伏立康唑联合两性霉素B静脉输注后控制。因为两种疾病的打击及既往肺部真菌感染未完全恢复，患者耐受性较差，加上APL治疗药物的不良反应，显示患者无法耐受足量VRD方案。对年轻、体质虚弱患者，VRD-lite是否和足量VRD的疗效相当，我们还缺乏这方面的经验，只是目前看，VRD-lite疗效是好的。

虽然目前患者病情乐观，但也不能忽视毕竟两种恶性疾病并存，最终预后如何，我们会慎重制定后续治疗方案，密切随访观察。

作者单位：南阳市中心医院血液内科

参 考 文 献

[1] Elizabeth K. O'Donnell, et al. A phase 2 study of modified lenalido-mide, bortezomib and dexamethasone in transplant-ineligible multiple mye-

loma［J］. Br J Haematol，2018，182（2）：222-230.

［2］宫本法. 急性早幼粒细胞白血病FLT3-ITD突变分析［J］. 中国实验血液学杂志，2016，24（6）：1615-1621.

［3］李娜. 维甲酸联合亚砷酸治疗伴FLT3-ITD突变的APL患者的预后分析［J］. 临床血液学杂志，2019，32（5）：687-692.

［4］Michel Attal M．D．，etal. Lenalidomide，Bortezomib，and Dexamethasone with Transplantation for Myeloma［J］. N Engl J Med，2017，376（14）：1311-1320.

［5］欧阳桂芳. 三氧化二砷增强硼替佐米、地塞米松对多发性骨髓瘤细胞的作用［J］. 中华血液学杂志，2010，31（4）：240-243.

巨大浆细胞瘤疗效不佳怎么办？

文/王　颖　刘爱军

病例介绍：

患者男性，44岁，主诉：左侧耻骨疼痛1年。

患者入院前1年无明显诱因感左侧耻骨疼痛，尿中偶见泡沫，无其他伴随症状。就诊于当地医院，行腰椎MRI示：L4、L5椎体缘异常信号，考虑终板炎；L2/L3 ～ L5/S1椎间盘膨出，腰椎退行性病变。未系统治疗。后因症状持续再次就诊于当地医院，PET-CT示：左侧耻骨、坐骨团块状FDG代谢增高灶，SUV_{max}4.6，考虑恶性病变（原发性骨肿瘤可能性大）。骨盆MRI：左侧耻骨区异常信号影、病灶突入周围形成软组织肿块。血常规、生化指标正常。行左耻骨肿瘤穿刺活检：（左耻骨）圆细胞肿瘤，细胞有异型性，部分细胞核偏位，排列成片状、腺腔样，局部围血管排列。免疫组化：ini-1（+），CD56（+），CD38（+），CD138（+），CK（-），Ki-67（＋40％），κ轻链（-），λ轻链（+），波形纤维蛋白（Vimentin）（+），TFE-3（个别＋），考虑浆细胞瘤。骨髓穿刺：骨髓增生明显－极度活跃，三系均增生，浆细胞稍易见，占3.2％，核质比偏大，染色质略疏松。染色体核型分析：46，XY，? del（4）（q25），未见克隆性改变。FISH：*IGH*基因分离可能。骨髓活检：造血细胞生成活跃，三系均增生，淋巴、浆细胞稍易见。当地医院诊断孤立性浆细胞瘤。因左侧耻骨处肿瘤较大，建议先放疗后手术切除。患者共行25次放疗。复查腰椎＋胸椎＋盆腔MRI：左侧耻骨浆细胞瘤放疗后改变；局部软组织影伴临近广泛软组织水肿。T11、L3 ～ L5及S1 ～ S2椎体异常信号伴L5椎体骨质破坏。进一步完善M蛋白鉴定：血/尿SPE、IFE：未见M蛋白成分；IgG 1250mg/dl，IgA 191mg/dl，IgM 74.2mg/dl，尿κ轻链＜1.85mg/dl，λ轻链＜5.0mg/dl。血清游离轻链：Fκ 13.9mg/L，Fλ 92.5mg/L（↑），Fκ/Fλ＝0.1503（↓）。血常规检查示血红蛋白正常，LDH 168U/L。骨髓穿刺（胸骨）骨髓增生活跃，浆细胞占1.0%，均为幼浆细胞，偶见小堆聚集。FISH：TP53-、1q21扩增、IGH/FGFR3、IGH/MAF、IGH/CCND1均阴性。PET-CT：右侧锁骨、第1颈椎、左侧第1后肋、左侧第8后肋、第5腰椎、左侧耻骨及坐骨骨质破坏，均伴代谢活性增高，SUV_{max} 2.7 ～ 4.7。骶椎、第8腰椎、第2腰椎代谢活性不均，骨质密度未见异常变化。盆腔MRI：L4 ～ 5椎体、骶骨及左侧耻骨团片样长T1混杂长T2信号灶，DWI呈高信号，较大病变位于左侧耻骨，大小约5.9cm×4.2cm×6.6cm，SUV_{max}5.4。

诊断：多发性骨髓瘤（轻链λ型，DS分期Ⅲ期，R-ISS分期Ⅰ期）、骨浆细胞瘤。

治疗经过：患者先后接受了2个疗程I-DECP方案（伊沙佐米、顺铂、依托泊苷、环磷酰胺、地塞米松）、1个疗程IT-DEDP方案（伊沙佐米、沙利度胺、顺铂、依托泊苷、阿霉素、地塞米松）及1个疗程VR-DEDP方案（硼替佐米、来那度胺、顺铂、依托泊苷、阿霉素、地塞米松）诱导治疗，其间多次复查盆腔MRI，浆细胞瘤未见明显缩小，PET-CT显示耻骨巨大浆细胞瘤较前未见明显改善。为鉴别耻骨肿瘤性质且降低肿瘤负荷，行左耻骨病变射频消融＋病灶切除＋钢板螺钉内固定＋骨盆重建术。耻骨肿物病理检查：符合浆细胞瘤治疗后改变，送检组织内可见少量浆细胞瘤残存。术后接受VRCD方案（硼替佐米、来那度胺、环磷酰胺、地塞米松）方案治疗2个疗程，其间行环磷酰胺动员及干细胞采集。复查PET-CT：左侧耻骨术后，术区代谢活性轻度增高，SUV_{max} 3.3；右侧锁骨、第1颈椎、左侧第1后肋、左侧第8后肋、第5腰椎内病灶代谢活性均较前减低；SUV_{max}1.8～3.8。M蛋白鉴定：血尿SPE、IFE未见M蛋白成分；IgG 1060mg/dl，IgA 122mg/dl，IgM 33.3mg/dl，尿κ轻链＜1.85mg/dl，尿λ轻链＜5.0mg/dl。血清游离轻链：Fκ 8.81mg/L，Fλ 20.8mg/L，Fκ/Fλ＝0.4236。患者后续接受了Mel 200mg/m^{2}预处理，回输自体造血干细胞，其中单个核细胞10.69×10^8/kg，CD34$^+$细胞3.288×10^6/kg。

问题1 化疗后巨大浆细胞瘤无缩小怎么办?

本患者初诊为左耻骨区的孤立性骨浆细胞瘤（solitary plasmacytoma），放疗有效率超过80%，但近40%肿瘤直径＞5cm的患者易出现局部进展或复发。患者肿瘤体积较大，做了局部放疗。但疾病迅速进展为多发性骨髓瘤，合并巨大骨浆细胞瘤。患者接受了3个疗程5～6种药联合化疗，巨大浆细胞瘤未见缩小。患者初始浆细胞瘤Ki-67占40%，提示肿瘤有一定恶性程度，迅速从孤立浆细胞瘤进展为多发性骨髓瘤，化疗后浆细胞瘤未缩小；是否继续高强度化疗？此时明确浆细胞瘤的当前性质至关重要，同时手术还可以降低肿瘤负荷。遂行左耻骨病变射频消融＋病灶切除＋钢板螺钉内固定＋骨盆重建术。耻骨肿物病理检查：符合浆细胞瘤治疗后改变，送检组织内可见少量浆细胞瘤残存。

手术证实巨大浆细胞瘤经放疗、化疗后已不具备活性，与PET-CT的结果SUV$_{max}$3.3一致。因此对于浆细胞瘤，任何时间穿刺活检明确其肿瘤性质均十分重要。

问题2　是否要做自体造血干细胞移植？

NCCN指南推荐适合移植的多发性骨髓瘤患者诱导治疗后直接进行大剂量化疗及自体造血干细胞移植。一些研究提出，确诊MM前已明确存在骨浆细胞瘤的患者对大剂量化疗联合ASCT的反应及预后同MM患者相似。Shin HJ等对接受ASCT的MM患者进行回顾性分析发现，无论前期是否已接受过放化疗等局部治疗，伴骨浆细胞瘤患者与伴髓外软组织浆细胞瘤的患者之间，虽然疾病复发率无显著差异，但伴骨浆细胞瘤的MM患者可获得更好的PFS和OS。本例患者已达到多发性骨髓瘤的诊断标准，合并的骨浆细胞瘤经放疗、手术已控制，失去活性，应当序贯自体造血干细胞移植。

治疗及预后：

目前患者自体造血干细胞移植后4个月（2020年3月），因新型冠状病毒（COVID-19）肺炎疫情未返回复查，已加用来那度胺维持治疗。

本例病例的启示：

孤立性浆细胞瘤的治疗以放疗、手术为主。本例患者孤立性骨浆细胞瘤性质接近间变浆细胞，肿瘤负荷重，故迅速进展为多发性骨髓瘤，评估为高危组，给予5～6种药联合化疗后骨髓瘤稳定，但浆细胞瘤无变化，后经手术证实肿物已无活性。因此对于各种类型浆细胞瘤，任何时间穿刺活检明确其肿瘤性质均十分重要。

作者单位：首都医科大学附属北京朝阳医院；首都医科大学血液病学系；北京多发性骨髓瘤研究中心

参 考 文 献

［1］Richard W，BA C，JS G，et al. Radiation therapy for solitary plasmacytoma and multiple myeloma：guidelines from the international lymphoma radiation oncology group［J］. International journal of radiation oncology，biology，physics，2018，101（4）：794-808.

［2］Kumar S K，Dingli D，Lacy M Q，et al. Outcome after autologous stem cell transplantation for multiple myeloma in patients with preceding plasma cell disorders［J］. Br J Haematol，2008，141（2）：205-211.

［3］Pineda-Roman M，Bolejack V，Arzoumanian V，et al. Complete response in myeloma extends survival without，but not with history of prior monoclonal gammopathy of undetermined significance or smouldering disease［J］. Br J Haematol，2007，136（3）：393-399.

［4］Shin H J，Kim K，Lee J W，et al. Comparison of outcomes after autologous stem cell transplantation between myeloma patients with skeletal and soft tissue plasmacytoma［J］. Eur J Haematol，2014，93（5）：414-421.

28 药物相关性急性肺损伤的识别与处理

文/欧阳敏　江　滨

病例介绍：

患者女性，53岁，主诉：间断腰痛三月余。

患者2019年2月扭伤后间断腰痛，部位不定，疼痛逐渐加重，以背部、胸胁部为著，2019年5月20日于我院查血常规：WBC 5.13×10^9/L，Hb 82g/L，PLT 262×10^9/L，正细胞性贫血，ESR：120mm/h，总蛋白：160.2g/L，M蛋白：60.5%，定量37.63g/L，清蛋白：23.6g/L，β_2-微球蛋白：4.73mg/L，LDH：140U/L，尿酸：423μmol/L，免疫固定电泳：IgG、κ轻链可见单克隆区带。抗人球蛋白综合试验：IgG＋＋；生化检查：血钙2.16mmol/L，MRI及CT示多发骨破坏。6月13日查骨髓形态：增生Ⅲ级，成熟浆细胞占46%，幼浆细胞占12%。流式细胞术：异常浆细胞占16.5%，CD56强阳，CD38、CD138、CD200、胞质κ轻链阳性，CD71弱阳，CD81、CD27、CD28、CD19、CD20、CD117、CD22、CD79b、CD45、λ轻链阴性。因其他原因染色体G显带及FISH未查。

诊断：考虑多发性骨髓瘤（IgG κ型，DS分期为ⅢA期，R-ISS分期为Ⅱ期）。

治疗经过：2019年6月18日开始予RVD方案（来那度胺、硼替佐米、地塞米松）化疗。

患者在化疗第3天（6月20日）贫血加重，Hb 51g/L，腹胀、腹泻2次，无腹痛、黑便，生化检查：LDH、胆红素正常，谷丙转氨酶256U/L，谷草转氨酶289U/L，尿酸474μmol/L；尿、便检查正常；抗人球蛋白试验：IgG＋＋，C3d阴性，网织红细胞占1.9%。胸CT：少量间质病变（图28-1）。

化疗第5天（6月22日）出现胸闷、憋气、发热，T_{max}38.6℃，腹泻次数增多至20次，腹胀，无咳嗽、咳痰、咯血等。血气分析：氧分压60mmHg，二氧化碳分压34mmHg，氧饱和度92.4%。谷丙转氨酶245U/L，谷草转氨酶353U/L，尿酸481μmol/L，血淀粉酶275IU/L，脂肪酶308.7U/L；呼吸道病毒IgM9项：阴性；CRP 5mg/L；降钙素原0.022ng/ml；血、便培养阴性；难辨梭菌抗原及毒素检测阴性；脑钠肽：133.8pg/ml；肺CT：双肺大量间质病变、实变、磨玻璃影，右肺为著，可见支气管充气征，胸腔积液增多（图28-2）。床旁超声：肝略大，腹盆腔积液（盆腔最大液深5cm）。

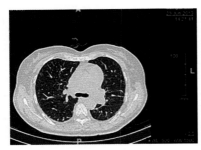
图28-1　6月20日胸部CT

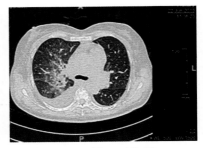
图28-2　6月22日胸部CT

问题1　患者病情变化是否与药物相关？肺部并发症如何诊断？

患者化疗前无胸闷、憋气、发热等缺氧表现，于化疗第5

天出现呼吸困难、低氧血症，结合患者2天之内的胸部CT急剧变化，首先考虑药物相关急性肺损伤。因其伴随贫血加重，胸、腹、盆腔积液，转氨酶升高等全身表现，需与药物导致肿瘤溶解综合征鉴别，其无高钾、高磷酸盐和低钙血症，无尿酸明显升高等表现，可除外该诊断。

急性肺损伤（acute lung injury，ALI）是多种原因造成的肺损害，ALI的严重阶段为急性呼吸窘迫综合征（ARDS），目前大多采用1994年欧美联席会议（AECC）推荐的诊断标准：①急性起病；②胸部X线片显示双肺浸润阴影；③低氧血症，$PaO_2/FiO_2 \leqslant 300mmHg$；④肺动脉楔压$\leqslant 18mmHg$，或临床除外心源性因素。ALI和ARDS本质是肺组织失控的炎症反应，大量促炎性细胞因子互相激活、互相作用，使炎症反应级联放大。NF-κB可调节炎症相关基因，是促炎症基因表达的枢纽之一。NF-κB的活化可上调促炎性细胞因子的表达，诱发炎症反应，导致脏器损伤。研究显示，ALI患者血浆炎性细胞因子IL-8、IL-6和可溶性IL-2受体浓度明显升高，结合患者的临床表现及检查结果，诊断为药物相关性急性肺损伤。

问题2 可能是哪种药物诱发的ALI？

目前文献报道的36例硼替佐米导致ALI事件，其中男性占65.71%，14.29%有吸烟史，17.24%有肺部疾病史，34.43%有SCT史，14.29%患者硼替佐米之前或同时联合应用类固醇，14.29%患者联合化疗。硼替佐米平均总剂量4.41mg，从第一次给药到ALI发作的平均时间为20.59天。有研究表明，ALI有遗传易感性，尤其是日本人群，以及既往SCT史可能是ALI的危险因素。致命性

ALI与最后一次应用硼替佐米的早期发病有关（非致命性ALI的平均发病时间为1.59天，而致命性ALI的发病时间为3.95天）。

硼替佐米所致肺损伤的发病机制目前不清楚，推测可能是由于硼替佐米阻断了核因子（nuclear factor，NF）-κB介导的促炎因子，停药后导致NF-κB系统再次被激活，释放炎性因子，如IL-6或者TNF-α，从而造成肺损伤。

2007年以来也有多例关于来那度胺诱发肺部疾病的报告，表现为急性、亚急性或类似于非特异性间质性肺炎、过敏性肺炎、弥漫性肺泡出血。仅1例表现为ARDS。绝大多数患者仅需要吸氧，不需要呼吸机支持，在开始使用来那度胺后几天至几周内出现肺部症状，偶尔会在开始应用来那度胺7～24个月出现，停药后，使用抗生素和皮质类固醇，预后良好。来那度胺导致肺部疾病的机制不明，有研究表明来那度胺的免疫调节和抗血管生成的特性可能导致毛细血管炎。

Lrey提出的药物不良反应的诊断标准之一：停用药物后症状是否可缓解？理论上应再次给药，看是否出现相同症状？后者实施起来较为困难，且危险性很大，所以临床上基本不这样做，鉴于诊断过于严格，绝大多数文献报道的病例仅能达到可能性很大、可能，未能达到明确因果关系。

问题3　患者是否存在药物相关性急性胰腺炎？

硼替佐米罕见的不良反应有心律失常和急性胰腺炎，文献报道有8例硼替佐米诱发的急性胰腺炎，机制尚不清楚，可能的机制包括对胰腺细胞的直接毒性作用或对药物的变态反应或免疫反应。本例患者感腹胀，无腹痛，有血淀粉酶、脂肪酶浓度升高，腹部B超没有胰腺炎表现，诊断胰腺炎条件不足，但考虑有药物直接或免疫介导的胰腺损伤。同时可能是这一原因导致转氨酶浓度升高、多浆膜腔积液。

患者急症的处理及疗效：

立即停止化疗，予以甲泼尼松80mg每天1次，托珠单抗（tocilizumab）160mg静脉滴注，予以无创呼吸机辅助呼吸（S/T，IPAP12，EPAP5，FiO$_2$ 50%），同时抽血查IL-6水平，加用注射用美罗培南＋利奈唑胺抗感染，后期IL-6结果回报：194pg/ml，证实了我们的推测。6月26日，患者体温正常，胸闷、憋气缓解，脱离无创呼吸机。6月28日复查胸部CT，与2019年6月22日的CT片比较，双肺炎症病变基本消失。

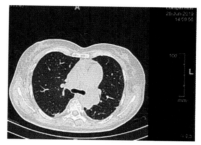

图28-3　6月28日胸部CT

右侧胸腔积液较前减少，双下肺少量压迫性肺不张（图28-3）。

问题4　后续化疗方案如何选择？

硼替佐米和来那度胺导致肺部疾病的病例均有文献报道，前者较多见，且多为急性发作，后者仅有1例ARDS，结合文献，本例患者考虑硼替佐米诱发的可能性大，遂于2019年7月24日将硼替佐米更换为枸橼酸伊沙佐米，口服3天后无不良反应，再加来那度胺口服，化疗过程顺利。2019年8月23日起再次予以IRD方案化疗，9月9日复查血淀粉酶及脂肪酶恢复正常。9月18

日疗效评价为为PR。2019年9月20日、2019年10月20日分别再以IRD方案化疗。疗效评价仍为PR，建议患者转外院行自体造血干细胞移植治疗。

本例病例的启示：

患者突然出现肺部病变，不能用感染及其他常见病因解释，应注意除外药物因素，药物引起的肺损伤临床影像学及病理表现无特异性，诊断应根据病史并结合辅助检查及治疗效果综合考虑，停药并及时采用糖皮质激素治疗后肺部病变可以逆转则支持这一诊断。

鉴于ALI的本质是肺组织失控的炎症反应，炎性细胞因子水平升高，本例患者检测到IL-6水平明显升高，在应用糖皮质激素的同时联合应用托珠单抗，肺部病变迅速好转。同理，未来在治疗上还可以探讨JAK-2抑制剂是否可以用于ALI的治疗。

作者单位：北京大学国际医院血液科

参 考 文 献

[1] 石娅妮. 急性肺损伤与他汀类药物的研究进展. 重庆医学，2011，40（25）：2588-2591.

[2] Takala A，Jousda I，Takkuncn O，et al. A prospective study of inflammation marker in patient at risk of indirect acute lung injury [J]. Shock，2002，17（4）：252-257.

[3] Prakash Kharel，Deekchha Uprety，Abhinav B. Chandra，Bortezomib-Induced Pulmonary Toxicity: A Case Report and Review of Literature. Case Reports in Medicine. Volume，2018.

[4] Edwrad C，Robin F，Andrew W. Development of fatal bortezomib

induced acute lung injury despiteconcurrent therapy with high-dose dexamethasone [J]. Leukemia & Lymphoma, 2007, 48 (1): 212−213.

[5] Mankikian J, Lioger B, Diot E. Pulmonary toxicity associated with the use of lenalidomide: Case report of late-onset acute respiratory distress syndrome and literature review [J]. Heart & Lung the Journal of Acute & Critical Care, 2014, 43 (2): 120−123.

[6] Sakai M, Kubota T, Kuwayama Y, et al. Diffuse alveolar hemorrhage associated with lenalidomide [J]. Int J Hematol, 2011, 93: 830−831.

[7] Irey N S. Teaching monograph. Tissue reaction to drugs. Am J Pathol, 1976, 82: 613−647.

[8] 施举红, 严晓伟, 许文兵. 药物性肺损伤的临床诊断与治疗 [J]. 中华结核和呼吸杂志, 2007, 30 (3): 161−166.

[9] Giampaolo T, Jeffrey S, Manoj K P.Bortezomib-induced acute pancreatitis: Case report and review of the literature [J].J Oncol Pharm Practice, 2016, 22 (2): 332−334.

附录 略语医学名词

略　语	中文含义
A/G	白蛋白与球蛋白比值
ACA	抗心磷脂抗体
ADH	抗利尿激素
AECC	欧美联席会议
AHL	轻重链
AIDS	获得性免疫缺陷综合征
AITL	血管免疫母细胞性T细胞淋巴瘤
AL	轻链
ALB	白蛋白
ALI	急性肺损伤
ALT	谷丙转氨酶
AML	急性粒细胞白血病
ANCA	抗中性粒细胞胞质抗体
APL	急性早幼粒细胞白血病
APS	抗磷脂抗体综合征
APTT	活化部分凝血活酶时间
AQP4-Ab	脑脊液水通道蛋白4抗体
ARDS	急性呼吸窘迫综合征
ASCT	自体造血干细胞移植
AST	谷草转氨酶
AZA	硫唑嘌呤
A-β_2-GPI	抗β_2-糖蛋白I抗体
B＋EPCH	硼替佐米＋依托泊苷＋阿霉素＋甲泼尼龙＋环磷酰胺

略　语	中 文 含 义
BCD方案	硼替佐米＋环磷酰胺＋地塞米松
BD方案	硼替佐米＋地塞米松
BD-PACE方案	硼替佐米＋地塞米松＋依托泊苷＋环磷酰胺＋表柔比星＋顺铂
BP	血压
BU	白消安
CaO_2	动脉血氧含量
CBC	全血细胞计数
CCR-7	趋化因子受体7
CCyR	完全细胞遗传学反应
CHR	完全血液学反应
CLL	慢性淋巴细胞白血病
cmH_2O	厘米水柱
CML	慢性粒细胞白血病
CMV	巨细胞病毒
CMV-DNA	巨细胞病毒DNA定量检测
Coombs test	抗球蛋白试验
COPD	慢性阻塞性肺疾病
COVID-19	新型冠状病毒肺炎
CR	完全缓解
Cr	肌酐
CRAB	高钙血症、肾功能障碍、贫血、骨骼病变
CRP	C反应蛋白
CSF-Glu	脑脊液葡萄糖
CT	计算机体层成像
CTX，Cy	环磷酰胺
DBIL	直接胆红素

略　语	中文含义
DC	血涂片
DIC	弥散性血管内凝血
DLBCL	弥漫大B细胞淋巴瘤
Dox	阿霉素
DRC方案	利妥昔单抗＋环磷酰胺＋地塞米松
DS分期	Durie-Salmon分期
DWI	扩散加权成像
EBV-DNA	EB病毒DNA定量检测
ECG	心电图
ECOG	体能状态评分
ECT	发射型计算机断层扫描
eGFR	估算肾小球滤过率
EMP	髓外浆细胞瘤
EPO	促红细胞生成素
ESR	红细胞沉降率
Fbg	纤维蛋白原
FCM	流式细胞术
FDC	滤泡树突状细胞
FDG	氟代脱氧葡萄糖
FGF	成纤维细胞生长因子
FIB	血浆纤维蛋白原
FISH	荧光原位杂交
FL	滤泡型淋巴瘤
FLC	血清游离轻链
FT3	游离三碘甲状腺原氨酸
FT4	游离甲状腺素

略 语	中 文 含 义
GBM	抗肾小球基底膜
GEP	基因表达谱
GGT	谷氨酰转肽酶
GLB	球蛋白
GLS	左室整体长轴应变
GM 试验	半乳甘露聚糖抗原试验
Gy	戈瑞
G 试验	β-D 葡聚糖检测
Hb	血红蛋白
HCDD	重链沉积病
HCL	毛细胞白血病
HCL-V	变异型毛细胞白血病
HCT	血细胞比容
HDACi	组蛋白脱乙酰酶抑制剂
HDL	高密度脂蛋白
HHV-8	人类疱疹病毒 8 型
HIV	人类免疫缺陷病毒
HR	心率
I-DECP 方案	伊沙佐米＋顺铂＋依托泊苷＋环磷酰胺＋地塞米松
IESLG	国际结外淋巴瘤研究组
IFE	免疫固定电泳
IFN	干扰素
IgA	免疫球蛋白 A
IgE	免疫球蛋白 E
IgG	免疫球蛋白 G
IgM	免疫球蛋白 M

略　语	中文含义
IL-6	白介素 -6
IM	甲磺酸伊马替尼
IMWG	国际骨髓瘤工作组
INR	国际标准化比值
IPI	国际预后指数
IRD	伊沙佐米＋来那度胺＋地塞米松
ISS	国际分期系统
IT-DEDP 方案	伊沙佐米＋沙利度胺＋顺铂＋依托泊苷＋阿霉素＋地塞米松
IVIG	丙种球蛋白
KVD 方案	卡非佐米＋硼替佐米＋地塞米松
LDH	乳酸脱氢酶
LDL	低密度脂蛋白
Len	来那度胺
LGL	大颗粒淋巴细胞
LGLL	大颗粒淋巴细胞白血病
LPD	淋巴增殖性疾病
LPL	淋巴浆细胞性淋巴瘤
MALT 淋巴瘤	黏膜相关淋巴组织淋巴瘤
MBP-Ab	髓鞘碱性蛋白抗体
MCH	平均红细胞血红蛋白量
MCHC	平均红细胞血红蛋白浓度
MCL	套细胞淋巴瘤
MCV	平均红细胞容积
MD 方案	马法兰＋地塞米松
MDS	骨髓异常增生综合征
MGRS	有肾脏意义的单克隆性免疫球蛋白病

略　语	中文含义
MGUS	单克隆丙种球蛋白血症
MIDD	单克隆免疫球蛋白沉积病
MM	多发性骨髓瘤
MMP-1	基质金属蛋白酶1
MMR	主要分子生物学反应
MP方案	马法兰＋泼尼松
MPD	骨髓增殖性疾病
MPN	骨髓增殖性肿瘤
MPO	髓过氧化物酶
MRD	微小残留病变
MRI	磁共振成像
mSMART	梅奥骨髓瘤分层和风险调试疗法
MTX	甲氨蝶呤
MUM-1	多发性骨髓瘤癌基因1
MZL	边缘区淋巴瘤
NCCN	美国国家综合癌症网络
NCCN-IPI	美国国家综合癌症网络国际预后指数
NEU,NEUT	中性粒细胞计数
NHL	非霍奇金淋巴瘤
NK细胞	自然杀伤细胞
NMO	视神经脊髓炎
NMOSD	视神经脊髓炎谱系疾病
Non-GCB	非生发中心来源
NT-ProBNP	N末端B型利钠肽前体
NYHA	纽约心脏病协会
ORR	总体缓解率

略 语	中文含义
OS	总生存期
PA-aDO$_2$	肺泡动脉-氧分压差
PAD 方案	硼替佐米＋阿霉素＋地塞米松
PBL	浆母细胞性淋巴瘤
PCT	降钙素原
PCyR	部分细胞遗传学反应
PDD 方案	硼替佐米＋脂质体阿霉素＋地塞米松
PDGF	血小板源性生长因子
PD 方案	硼替佐米＋地塞米松
PET-CT	正电子发射计算机断层成像
PFS	无进展生存时间
PGNMID	增生性肾小球肾炎伴单克隆免疫球蛋白沉积
PLT	血小板计数
PM	6-巯基嘌呤
PR	部分缓解
PT	血浆凝血酶原时间
PTCLs	外周 T 细胞淋巴瘤
PV	真性红细胞增多症
RCD 方案	来那度胺＋环磷酰胺＋地塞米松
R-CHOP 方案	利妥昔单抗＋环磷酰胺＋阿霉素＋长春新碱/长春地辛＋泼尼松
RD 方案	来那度胺＋地塞米松
RET	网织红细胞
RVD 方案	来那度胺＋硼替佐米＋地塞米松
SBP	孤立性骨的浆细胞瘤
sCR	严格意义的完全缓解
SCT	干细胞移植

略　语	中文含义
SEER	美国国立癌症研究所数据库
SF	血清铁蛋白
sFLC	血清游离轻链
SIADH	抗利尿激素分泌失调综合征
sIFE	血免疫固定电泳
sIg	表面免疫球蛋白
SLE	系统性红斑狼疮
SLL	小淋巴细胞性淋巴瘤
SLONM	散发迟发型杆状体肌病
SMM	冒烟型骨髓瘤
SP	孤立性浆细胞瘤
SPE	血清蛋白电泳
sTSH	超敏促甲状腺激素
SUV_{max}	最大标准摄取值
SWOG	美国西南肿瘤协作组
TBIL	总胆红素
TB-SPOT	结核感染T细胞斑点试验
TCD方案	沙利度胺＋环磷酰胺＋地塞米松
TD方案	沙利度胺＋地塞米松
Tfh细胞	滤泡辅助性T细胞
Thal	沙利度胺
T-LGLL	T大颗粒淋巴细胞白血病
T-LPD	T淋巴细胞增殖性疾病
T_{max}	最高体温
TnI	肌钙蛋白I
TnT	肌钙蛋白T

略　语	中文含义
TP	总蛋白
TSH	促甲状腺激素
TT3	总三碘甲状腺原氨酸
TT4	总甲状腺素
UCG	超声心动图
uIFE	尿免疫固定电泳
VCDD方案	硼替佐米＋环磷酰胺＋地塞米松＋阿霉素
VCD方案	硼替佐米＋环磷酰胺＋地塞米松
VD方案	硼替佐米＋地塞米松
VEGF	血管内皮生长因子
VGPR	非常好的部分缓解
VRCD方案	硼替佐米＋来那度胺＋环磷酰胺＋地塞米松
VRD方案	来那度胺＋硼替佐米＋地塞米松
VR-DEDP方案	硼替佐米＋来那度胺＋顺铂＋依托泊苷＋阿霉素＋地塞米松
VRD-PACE方案	硼替佐米＋来那度胺＋地塞米松＋顺铂＋表柔比星＋环磷酰胺＋依托泊苷
WBC	白细胞计数
WM	华氏巨球蛋白血症